# J. CHABERT et LABERNADIE

# LES VICES

## DE

# PRONONCIATION

## ET LEUR CORRECTION

*Préface du Docteur LUBET-BARBON*

PARIS

## G. STEINHEIL, ÉDITEUR

2, RUE CASIMIR-DELAVIGNE, 2

1916

# LES VICES

DE

# PRONONCIATION

## ET LEUR CORRECTION

# J. CHABERT et LABERNADIE

# LES VICES

## DE

# PRONONCIATION

## ET LEUR CORRECTION

*Préface du Docteur LUBET-BARBON*

PARIS

G. STEINHEIL, ÉDITEUR

2, RUE CASIMIR-DELAVIGNE, 2

1916

# PRÉFACE

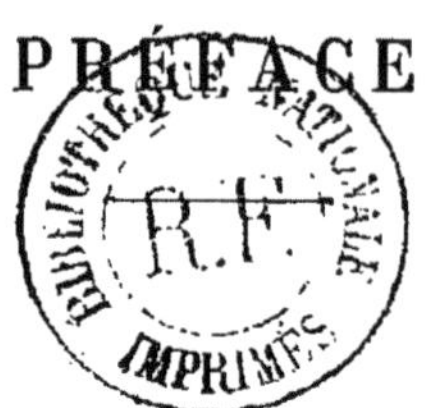



Tout médecin ayant lu et médité ce livre pourra comprendre, traiter et guérir un trouble quelconque de la parole lié à un vice de prononciation.

C'est en effet un traité général d'*Orthophonie* que nous présentons au public médical. C'est à celui-ci surtout qu'il s'adresse et, par surcroît, à tout éducateur qui veut faire œuvre de redressement d'une difformité de la parole ou même simplement cultiver chez ses élèves l'art de bien dire. Simples imperfections du langage dans les cas légers, ces troubles, en s'aggravant, arrivent à constituer de véritables infirmités qui gênent singulièrement au début et dans le cours de leur existence ceux qui en sont atteints, en font des individus inférieurs à leurs camarades, inaptes à se faire dans la vie la place qui leur serait dévolue s'ils n'avaient point cette tare, pourtant si facile à corriger. Cela, les parents ne le voient et ne le comprennent pas toujours, et le devoir du médecin est d'attirer de bonne heure leur attention sur ce point si important dont la gravité et les conséquences sociales ne doivent pas lui échapper.

Aussi n'est-ce pas sans beaucoup de raison qu'un précurseur en la matière, Colombat (de l'Isère), a appliqué à l'art qu'il enseignait le mot d'orthophonie, superposable dans la forme et dans le fond au mot orthopédie. L'une et l'autre sont œuvre éminemment médicale, car pour les pratiquer en connaissance de cause, il faut savoir l'anatomie, la physiologie et il faut, en plus, être observateur et clinicien, sous peine de ne pouvoir relier les symptômes aux causes et faire disparaître ceux-là en s'attaquant à celles-ci.

C'est ce que n'ont pas manqué de comprendre nos auteurs. Ils n'ont pas craint de s'étendre longuement sur les prémisses, de nous exposer l'anatomie de l'instrument vocal, — qui, ne l'oublions pas, se poursuit du poumon aux lèvres avec de nombreux diverticules et renflements, souvent plus importants que la lumière même du tuyau qu'ils entourent et renforcent, — et de nous expliquer les *jeux* dans lesquels l'air du soufflet pulmonaire vient se modeler, s'élargissant par endroits, se laminant, pour ainsi parler, en d'autres, pour produire enfin les différents registres de la voix.

Ce n'est pas tout : le poumon, le larynx, le pharynx, la bouche et le nez donnent bien la voix ; ils la donnent aux hommes comme aux animaux, elle est commune aux deux. Mais l'homme, a dit quelque part le vieil Homère, est le seul animal à *voix articulée.* Voici donc un élément nouveau du problème orthophonique et non des moins importants, puisqu'il est la caractéristique du langage humain, c'est l'articulation, c'est-à-dire le *joint*, la liaison des lettres, des syllabes et des mots.

Non des moins importants, ai-je dit, puisque la parole, pourvu qu'elle soit articulée, peut se passer de la voix, se passer du son, et rester malgré cela le véhicule de la pensée.

Examinons les conditions nécessaires à une bonne articulation, synonyme de bonne diction, et faisons comme M. Jourdain qui n'était point si ridicule (1) de vouloir savoir ce qu'il faisait quand il faisait U ou quand il faisait O. C'est la raison des choses qu'il

(1) Mme JOURDAIN. — N'irez-vous point un de ces jours au collège vous faire donner le fouet, à votre âge ?

M. JOURDAIN. — Pourquoi non ! Plût à Dieu l'avoir tout à l'heure, le fouet, devant tout le monde, et savoir ce qu'on apprend au collège !

Ce regret, si fortement exprimé, de n'avoir pas reçu d'instruction ne vous touche-t-il pas ? J'avoue que je suis loin d'en rire.

recherchait, tout simplement, aussi est-ce un maître de philosophie qui lui enseignait ces « balivernes », comme les appelait irrévérencieusement son entourage un peu grossier.

Pour bien articuler, il faut d'abord savoir respirer, en mesure et en cadence — deux mots excellents qu'emploient plusieurs fois nos auteurs et qui pourraient servir d'épigraphe à leur livre. Pour cela, il faut d'abord avoir un instrument en bon état anatomique et le médecin qui examine un malade atteint d'une affection vocale — je dis médecin, malade, affection — doit s'assurer par un examen objectif qu'il n'existe ni obstruction, ni fissure par suite de malformation anatomique ou pathologique. Si l'instrument est défectueux, il doit être remis en bon état. En suite de quoi, il faudra apprendre à nouveau à s'en servir. Tel enfant débarrassé de ses végétations parlera plus mal encore que lorsqu'il en était porteur, parce qu'il s'était accommodé d'un pharynx bouché et qu'il gaspille son air par un orifice de dimensions devenues normales, mais inaccoutumé pour lui.

Il faut ensuite que les muscles inspirateurs et expirateurs s'entendent pour prendre l'air du soufflet pulmonaire, le retenir et l'expulser sans secousses ni saccades, avec mesure et cadence, répéteronsnous. Le bègue ne sait pas respirer, il retient l'air à contretemps, le laisse fuir brusquement et se trouve à bout de souffle au milieu d'une phrase ou d'un mot. Il a une crampe, un spasme des muscles qui concourent à la phonation : faites-le disparaître par le mouvement régulier, métronomique, de la respiration. Contraction et contracture sont deux actes antagonistes et, comme le fait la fièvre, on peut dire que le mouvement rompt le spasme. Aussi le bègue ne bégaie-t-il plus en chantant, parce qu'il y a mesure et cadence, et on peut lui appliquer la fameuse phrase : ce qu'il ne peut pas dire, il le chante.

Quand ils nous ont montré comment on se rend compte de l'intégrité de l'instrument et de la souplesse de son jeu, nos auteurs font une incursion dans le domaine de la linguistique et étudient les éléments constitutifs de la parole, les voyelles qui donnent le son, les consonnes qui donnent l'articulation et lient entre elles les syllabes pour composer les mots dont la suite constitue la phrase. L'émission de chacun de ces éléments peut être atteinte d'une défectuosité qu'il faudra savoir redresser, ce qui nécessite la connaissance parfaite des conditions normales de la phonation.

C'est pour cela que l'intelligence de cette partie du livre, bien qu'elle soit un peu rude, est nécessaire.

Elle permet au médecin, non pas seulement d'appliquer un traitement empirique et de conseiller des moyens de fortune puisés dans le dictionnaire au mot nommant tel ou tel trouble phonétique, mais elle lui donnera une méthode, une technique de thérapeutique générale qu'il saura appliquer à chaque cas particulier ; si vous voulez guérir un bègue, il faut vous rendre compte pourquoi il l'est, ce qui le distingue de tel autre atteint de la même infirmité et vous dire que la méthode thérapeutique que vous lui appliquerez ne sera pas bien différente de celle qui serait utile pour redresser toute autre déformation de la parole. Dans toutes ces dyslalies, les malades ne savent ni respirer ni articuler. Il leur faut apprendre.

C'est ce qui fait de ce livre une œuvre médicale réellement utile, parce que généralisatrice. Il devait paraître fin 1914. Les événements ont empêché sa publication, mais si elle est retardée, elle vient, semble-t-il, encore plus à son heure.

Des accidents imprévus, qu'on n'avait observés dans aucune guerre antérieure, tout au moins avec autant de fréquence et d'intensité, dus à des commotions probables des centres nerveux, à des altérations dynamiques, — vous voyez combien on est obligé de rester dans des termes vagues — surviennent chez nos soldats sans lésion extérieure et déterminent des surdités profondes, des mutités et des troubles du langage.

Nous ne connaissons pas les lésions anatomiques produites sur le labyrinthe, ou ailleurs, par l'éclatement d'un obus, la chute de toute une toiture d'abri ou par ce cataclysme qu'est la production d'un entonnoir. Nous ne savons pas si lésion il y a, ce qu'elle deviendra. Et alors, quelle thérapeutique instituer sur des données aussi incertaines ?

Tenter la rééducation de l'oreille ? C'est une méthode sur laquelle je reste sceptique parce que depuis bientôt 3o ans que je soigne des sourds, je n'ai pu, hélas, contrôler un seul bon résultat patent, indiscutable. Non. Mais faire l'éducation *orale* du sujet par les méthodes qui donnent de si bons résultats dans l'enseignement appliqué aux sourds-muets. Déplaçons la fonction, faisons de nos sourds des entendants par les yeux, apprenons-leur à « voir » sur les lèvres à quel mouvement de celles-ci correspond telle voyelle ou telle consonne (lecture sur les lèvres) ; quels mouvements ils doivent faire eux-mêmes pour produire la même voyelle, la même consonne (orthophonie).

Aussi a-t-on sagement agi en créant pour nos soldats, dans des centres oto-rhino-laryngologiques (1),

(1) Le D<sup>r</sup> Chabert a été désigné pour remplir ces fonctions dans un de ces centres.

une section de rééducation, en conformité et sur les conseils que donne dans son rapport du 15 septembre 1915 notre distingué camarade et ami le Dr Lannois, avec lequel je suis heureux de me trouver en unité de vues et de pensées.

Les lecteurs trouveront dans les pages qui vont suivre tous les éléments qui leur permettront avec science, patience et affection, de rendre aux relations sociales nos pauvres soldats dont l'infirmité non soignée eût fait des isolés dans la vie.

Dr LUBET-BARBON.

*Février 1916.*

# Les
# Anomalies de la Parole
## ET
## Leur Traitement

---

## AVANT-PROPOS

Les troubles ou anomalies de la parole, que nous allons essayer d'esquisser, méritent une mention particulière dans la description des phénomènes anormaux qui portent sur le fonctionnement de l'appareil phono-articulateur.

On s'est trop exclusivement occupé, croyons-nous, de résoudre les seuls problèmes pathologiques concernant l'évolution de maladies proprement dites du larynx et des cavités annexes ; il nous paraît urgent d'étudier et d'essayer de guérir les troubles qui intéressent l'émission des sons articulés, qui ont trait à cette fonction caractéristique de l'être humain : la parole.

La parole, en effet, est le lien qui unit l'homme à son semblable, lui permet d'extérioriser sa pensée et ses sentiments, de s'évader, en un mot, de sa personnalité, de son « moi », pour prendre contact avec d'autres êtres. La parole nous sert à communiquer aux autres nos sensations, nos idées ; mais pour donner aux mots toute la valeur qu'ils comportent, le langage doit être net, précis, l'articulation distincte, la parole claire et sonore. Nous ne disons pas qu'il soit indispensable de parler avec une certaine aisance, il n'est pas utile de bien parler, mais il est de toute nécessité de parler bien, c'est-à-dire correctement.

Insister sur ce dernier point semble chose inutile, et cependant qui d'entre nous n'a rencontré sur son chemin un ou plusieurs de ces déshérités, qui n'éprouvent que répulsion et jalousie même pour ceux qui les entourent et se renferment dans un mutisme obstiné ; ils fuient la société, s'isolent, plus par crainte du ridicule que par haine d'un monde où ils sentent trop vivement leur infériorité ; ils sont les victimes responsables ou irresponsables de leur infirmité.

C'est à cette catégorie de malades que s'adresse le traitement que nous allons exposer dans la deuxième partie de cet ouvrage.

Après avoir, dans une première partie, essayé d'en

définir les causes, de classer les troubles suivant les symptômes qui les caractérisent, nous indiquerons les principes qui doivent présider à la cure de chacun d'eux, cette thérapeutique devant varier suivant les cas, comme d'ailleurs toute thérapeutique rationnelle et expérimentale, qui doit s'inspirer de la diversité des manifestations pathologiques.

Partant des principes généraux de rééducation, les approprier aux divers cas qui se présentent à l'observateur, telles sont les règles essentielles de tout traitement des anomalies de la parole.

Mais il n'est pas indifférent de traiter un trouble à telle ou telle époque de l'existence, et l'on doit se préoccuper de corriger le défaut avant qu'il ait causé un préjudice grave, pouvant peser irrémédiablement sur l'avenir du sujet qui en est atteint. C'est au moment où s'éveille l'intelligence, où les impressions se gravent le plus profondément, où la mémoire enregistre sans effort et s'imprègne fortement, que l'on doit appliquer le traitement de rééducation ; il n'y a pas d'âge fixe et on ne peut en établir, il varie suivant le développement intellectuel, la puissance d'attention et de volonté de chacun.

D'ailleurs, c'est à l'école, c'est-à-dire au premier contact de l'enfant avec le vrai milieu social, qu'éclate l'infériorité physiologique. C'est le premier choc, et il peut être rude. L'enfant qui a un défaut de parole, malgré son intelligence, constitue, dans la classe, l'exception, *il n'est pas comme tout le monde*, et cela suffit à l'exclure, en partie, de la vie commune, plus tard de la société. C'est à ce moment qu'il faut agir, que les résultats seront les meilleurs, les plus sûrs, les plus durables, et leurs conséquences les plus heureuses, puisqu'elles ouvriront à ce déshérité guéri les portes de situations conformes à ses goûts, à son milieu.

La rééducation de la parole, telle que nous l'appliquons, est une médication s'inspirant des données de la phonétique, en ce qu'elle a trait à la physiologie et à l'étude des divers éléments de la parole.

Tout le traitement des anomalies de la parole doit être basé sur le fonctionnement de l'appareil vocal, sur la *formation des éléments phonétiques*, sur l'analyse des positions et des mouvements des organes buccaux, des contractions musculaires de la face et du jeu de la physionomie, dans l'émission du langage articulé ; il consiste à rechercher les causes et la nature des troubles vocaux, pour déterminer ensuite les remèdes qui peuvent y être apportés. Cette question de rééducation physiologique des organes de la phonation, nous la traiterons, non avec la prétention de faire œuvre scientifique, mais avec le désir de vulgariser une méthode de traitement rationnelle et sûre dans ses résultats.

PREMIÈRE PARTIE

# LES ANOMALIES DE LA PAROLE

Formations des éléments phonétiques.
Les organes de la parole.
Causes et définition des anomalies.

# CHAPITRE PREMIER

## Considérations générales sur les anomalies de la parole.

SOMMAIRE. — Conséquences sociales des vices de prononciation. — Leur diversité. — Leur correction aujourd'hui assurée. — Fâcheuse complaisance des parents. — Ce qui en résulte. — Nécessité d'intervenir le plus tôt possible. — Défauts en apparence peu graves, dus à une mauvaise respiration. — Supériorité d'un bon débit vocal. — Nécessité de s'en préoccuper.

Les anomalies ou troubles de la parole, si fréquents qu'ils soient, ont longtemps été, de la part du public médical, l'objet d'une certaine indifférence.

Cependant ces troubles sont dignes d'attirer et de retenir l'attention, puisqu'ayant trait aux rapports de l'individu avec ses semblables, ils ont une répercussion sociale très grande, et que tout défaut d'élocution est, pour le sujet atteint, l'objet d'une véritable souffrance morale, et surtout la cause d'une infériorité notable.

Le bégaiement, pour ne citer que celui-là, parce qu'il est le plus fréquent, le plus caractéristique et aussi le plus préjudiciable, est, en effet, une cause de réforme pour le service militaire dans certains pays ; et c'est, en tout cas, la porte fermée pour beaucoup de professions.

Nous avons essayé, dans de précédents articles, de fixer les causes de certains de ces troubles et d'en exposer succinctement les remèdes; nous les définirons aujourd'hui plus complètement et nous essayerons d'en préciser le traitement.

Par *troubles de la parole, nous désignons tous les défauts d'élocution, prononciation défectueuse, pratiques qui vicient le débit vocal et provoquent des claudications de la parole ou des imperfections dans l'émission des sons et des mots.*

Certains de ces troubles, très bien individualisés, ont reçu des noms spéciaux pour désigner chacun d'eux ; d'autres, de variétés presque infinies, ne peuvent rentrer dans un cadre déterminé, et faire de chacun d'eux un type particulier serait un travail fastidieux, d'énumération inutile, d'ailleurs sans intérêt et presque interminable.

Il est un fait actuellement indiscutable et confirmé par les quelques spécialistes qui se sont occupés de traiter les défauts de prononciation, c'est que toute malformation de la parole est susceptible le plus souvent d'une correction parfaite, et toujours d'une amélioration très sensible et durable. Il n'est pas sans intérêt d'insister sur les résultats obtenus, car souvent l'indifférence ou l'ignorance des moyens curateurs ont condamné des sujets atteints à rester amoindris par une infirmité très curable et qui, livrée à elle-même, s'affirme, s'aggrave, s'enracine, et devient alors plus difficile à corriger.

Un enfant parle mal, les parents ne prêtent d'abord aucune attention à ce défaut, qui donne même parfois un certain attrait au langage. On trouve amusant ce petit travers, on l'accentue même en répétant les fautes commises par l'enfant. Peu à peu l'entourage s'habitue au défaut d'élocution, il n'y fait plus attention, ne le remarque plus, et même ne l'entend plus. Dans la suite, comme l'imperfection persiste et s'accuse, les parents, inquiets et soucieux, demandent un avis. « Tout s'arrangera avec l'âge », leur dit-on.

Le trouble disparaît parfois spontanément en effet, mais trop souvent aussi il n'en est rien ; l'enfant grandit et le défaut n'est pas guéri, la famille se préoccupe alors de trouver un remède.

Le travers, amusant chez le tout petit, devient désagréable chez l'adolescent, il constitue pour l'adulte une infirmité. Quelle que soit sa situation sociale, l'individu qui parle mal est victime de son défaut, de son infériorité. Dès l'enfance, il devient la risée de ses camarades. A l'école, le bègue, celui qui zézaie, chuinte ou bredouille, est l'objet de moqueries de la part de ses condisciples. Le maître en arrive à se désintéresser de lui, ce n'est pas un arriéré, « *c'est un diminué* » (1).

Or, c'est au moment où son cerveau s'éveille, où il est désireux d'apprendre, que l'enfant a besoin d'être en possession de tous ses moyens, d'où la nécessité absolue de corriger le trouble. S'il n'est pas l'objet d'une grande sollicitude de la part de ses maîtres et d'une surveillance constante de la part de ses parents, l'enfant souffre moralement de son infériorité, son caractère devient maussade et craintif, l'instruction se fait mal, les études sont entravées, et les conséquences en sont le plus souvent désastreuses.

Il y a là, pour tous ces déshérités, dans la vie journalière, une gêne de tous les instants.

Il est intéressant de signaler enfin qu'il y a souvent chez certains sujets, dont le débit paraît normal, des lacunes très sérieuses, tenant à de mauvaises pratiques, et qui amènent des troubles de la phonation. Si l'articulation est nette et sans faux pas, on retrouve cependant chez eux des fautes respiratoires grosses de conséquences. Il ne suffit pas en effet de s'exprimer correctement, il faut encore savoir faire porter sa voix et faire un usage judicieux du souffle expiratoire, pour ne pas surmener l'appareil vocal. C'est pour n'avoir pas connu les préceptes d'une bonne

(1) Herlin, *Eléments d'orthophonie.* Librairie Castaigne, Bruxelles, 1910.

respiration, pour n'avoir pas su faire porter leur voix et avoir essayé d'y suppléer en la forçant, que beaucoup de professionnels de la parole ou du chant voient leur carrière compromise ou brisée. Un enrouement tenace survient, accompagné de toux ; l'appareil vocal a besoin d'un repos prolongé. Si les défauts ne sont pas corrigés, aux mêmes causes succèdent les mêmes effets, après apparence de guérison les mêmes troubles se reproduisent rapidement.

Nous n'insisterons pas sur le puissant attrait qu'exerce sur le s oules l'orateur à la parole chaude, souple, vibrante, dont l'éloquence sait déchaîner l'en-. thousiasme. Notons cependant l'heureuse harmonie qui, dans ce cas, régit la pensée et le langage. Le grand orateur ne s'improvise pas tel sans éducation préalable, et la nécessité d'apprendre à dire nettement s'impose à tous. Rien en effet n'est aussi désagréable qu'un débit haché, monotone et sans expression.

Songeons aussi à tous ceux qui se destinent à la scène ; combien sont obligés de renoncer à la carrière qu'ils avaient choisie, combien voient leur désir irréalisable, parce qu'ils ont ignoré ce qu'était l'outil dont ils voulaient se servir et comment ils devaient s'en servir.

# CHAPITRE II

## L'instrument vocal et les éléments phonétiques.



L'air emmagasiné dans les poumons, au premier temps de la respiration (inspiration), influence au deuxième temps (expiration) l'instrument vocal.

C'est l'archet aérien qui fait vibrer les cordes vocales et produit la voix. Le son naît donc au niveau du larynx, se modifie au niveau des cavités annexes, et s'extériorise, net, clair, précis, ou bien confus, imperceptible, suivant qu'il possède les trois qualités fondamentales de hauteur, intensité, timbre. Deux éléments vont constituer la parole articulée, ce sont les voyelles et les consonnes.

**L'appareil respiratoire et l'organe vocal.** — Une suite de cavités pneumatiques participent à des titres divers à l'émission de la voix et du langage articulé.

Suivons le trajet de l'air dans le sens où il est normalement utilisé pour produire les sons, c'est-à-dire à l'expiration.

Parti des alvéoles pulmonaires et des bronches, il atteint la trachée, parvient au larynx où il trouve un obstacle qui tente de l'arrêter, c'est la glotte, puis il se répand dans le pharynx, les fosses nasales, la cavité buccale. Toutes ces cavités, lorsque le son est produit au niveau des cordes vocales, forment autant de caisses de résonance, qui contribuent à donner au son vocal les qualités qu'il possède lorsqu'il parvient à notre oreille. Nous ne décrirons pas tout l'appareil respiratoire et phonateur, dont l'anatomie est de connaissance courante et dont la description se trouve exposée, mieux que nous ne prétendrions le faire, dans tous les traités *d'anatomie*. Nous désirons seulement nous arrêter à quelques détails qui ont une importance spéciale au point de vue qui nous attache.

Considérons en premier lieu les poumons ; ils constituent le réservoir d'air, ils renferment et fournissent l'élément qui, par sa mise en vibration, produira le son. Le fonctionnement de la soufflerie, c'est-à-dire l'appel d'air dans les poumons, l'expulsion de cet air hors du poumon, comprend certains gestes, certains actes, qui jouent un rôle capital dans l'exercice de la voix. Le bon accomplissement de ces fonctions dépend de facteurs variés, de mouvements complexes.

Suivant que ces mouvements s'exécutent bien ou mal, les fonctions respiratoires et vocales s'accomplissent de façon normale ou anormale, convenable ou défectueuse. La dilatation du poumon à l'inspiration, son retour sur lui-même à l'expiration sont sous la dépendance des différents éléments osseux et musculaires qui constituent la cage thoracique. Sans énumérer tous ces muscles, rappelons les intercostaux, le diaphragme et, à des titres divers, tous ceux qui prennent une insertion sur la cage thoracique. Disons l'importance des muscles de la sangle abdominale, qui aident au travail du diaphragme en maintenant la masse des viscères abdominaux. Une inspiration bien réglée, une expiration se soumettant, s'adaptant bien aux besoins du débit vocal, ne s'obtiennent que par le jeu harmonieux et actif de tous les éléments qui doivent y concourir. Nous connaissons bien cette parole hachée, saccadée, fatigante, toujours à bout de souffle des personnes âgées, à paroi abdominale relâchée, qui, par paresse musculaire, ont pris l'habitude de petites respirations courtes, faites uniquement avec le diaphragme. Ils ne font plus travailler leur cage thoracique, leurs côtes ne bougent plus, leurs intercostaux et les autres muscles qui concourent à la dilatation de la cage thoracique (dont l'importance est si grande pour régler l'expiration) sont atrophiés et inaptes à leur fonction.

L'air, chassé du poumon, passe par la trachée (qui

s'abaisse légèrement à l'inspiration, s'élève à l'expiration), et arrive au larynx, dont le calibre se rétrécit assez brusquement au niveau des cordes vocales. Celles-ci, suivant leur degré de contraction, laissent filtrer une plus ou moins grande quantité d'air, et elles entrent en vibration sous son influence. Cette vibration est perçue sous forme d'ébranlement par la tactilité et sous forme sonore par l'appareil auditif (Bonnier).

Le larynx est essentiellement constitué par le cartilage cricoïde, sur lequel s'appuie le cartilage thyroïde et les aryténoïdes. Les cordes vocales inférieures (elles seules participent à la phonation, les supérieures n'étant que des replis muqueux appelés aussi bandes ventriculaires) insérées en avant sur le cartilage thyroïde, s'attachent en arrière sur les cartilages aryténoïdes. Le mouvement de ces derniers éloigne ou rapproche les cordes. Limitant l'orifice supérieur du larynx se trouve l'épiglotte, d'où partent les replis aryténo-épiglottiques, ou bandes ventriculaires, qui recouvrent les cordes vocales inférieures, et dans lesquels s'insinuent les ventricules du larynx.

Entre le larynx et le maxillaire inférieur, on rencontre l'os hyoïde. Les muscles du cou, en fixant l'os hyoïde, en font un point d'appui. Tous ces organes forment dans leur ensemble l'appareil vocal, ces diverses parties n'en formant qu'une seule dans les attitudes de phonation.

Le maxillaire inférieur, du fait des insertions musculaires dont il est le siège, a aussi un rôle actif dans la phonation comme dans l'articulation.

En effet, outre les muscles intrinsèques du larynx, entrent en action tous ceux qui contribuent à fixer le larynx et à tendre ses parois. Ces muscles s'insèrent sur l'hyoïde, le maxillaire inférieur, la base du crâne, les vertèbres, la ceinture scapulaire. Chacune des pièces de cette charpente est indépendante, mais au moment de l'adaptation pour l'effort vocal, toutes entrent en action, tendent vers le même but : la fonction vocale.

Nous n'entrerons pas dans l'énumération, dans la description anatomique, dans l'exposé de la physiologie de tous les muscles intrinsèques de l'appareil vocal, nous ne dirons pas les mouvements des différents cartilages du larynx les uns sur les autres. Nous voulons simplement rappeler combien nombreux sont les éléments qui jouent un rôle actif dans l'effort vocal, nous essaierons de mettre en relief les divers caractères qui permettent de rechercher et localiser le défaut lorsque l'on veut rééduquer un organe vocal déréglé.

Le son produit au niveau des cordes est faible, presque imperceptible, inappréciable. Il se renforce, prend les caractères qu'il possède lorsqu'il frappe notre oreille, dans les cavités de résonance où le branle glottique se propage. Nous ne saurions mieux faire ici que de citer Bonnier : « Quand nous émettons un son, dit-il, non seulement l'appareil glottique que nous avons décrit dans la complexité et la cohérence de son action se contracte, se tend, s'accommode, mais les cavités sus et sous-glottiques s'accommodent également, et la paroi de ces cavités s'anime d'une façon qui varie, à chaque instant, selon la force, la hauteur, le timbre voulus par nous. C'est l'accommodation vocale. »

Ainsi se forme le son, se comportent les organes qui concourent à sa production. Né au niveau du larynx, il se répand dans les cavités de résonances : pharynx, cavités nasales, sinus annexes, bouche, il s'enfle, se renforce, s'affirme. « Le son, né du larynx, donnera, par la parole articulée, la voix parlée. »

Par l'effet du *jeu du voile du palais*, des *mouvements des piliers*, des *différentes positions de la langue* (épaissie ou étalée, élevée ou abaissée, avancée ou reculée), des *contractions des lèvres* (rapprochées ou écartées, tendues ou relâchées, formant un grand ou un petit orifice buccal rond, ovale, ou de toute autre forme), chacun de ces mouvements correspondra à un *son spécial, variable* avec la lettre à produire, la syllabe à prononcer. La forme de la cavité buccale se modifie également suivant les besoins. Cet ensemble de mouvements, de contractions, de variations de forme, permettra de produire la voix articulée.

Nous connaissons l'appareil vocal. Que fait-il, que donne-t-il, qu'en doit-on tirer? Pourquoi s'en sert-on mal, comment doit-on apprendre à le bien utiliser?

Cet exposé nous montre que le son, né de la vibration des cordes vocales, acquiert toute sa puissance, toute son amplitude dans la cavité buccale et les autres cavités de résonance, il se modifie sous l'influence des diverses fonctions des organes articulateurs et donne naissance aux *voyelles*.

On peut, en ne considérant que les mouvements des lèvres et de la langue, diviser les voyelles en deux groupes, en prenant *a* comme voyelle initiale.

1ᵉʳ groupe : *a, o, eu, ou, u,* lettres pour lesquelles les lèvres s'avancent.

2ᵉ groupe : *a, é, è, i* ; pour ces lettres les commissures des lèvres s'écartent latéralement et sont attirées en arrière.

A ce mouvement des lèvres s'associent des mouvements de la langue en avant et en arrière.

Les *consonnes* résultent du jeu des organes articulateurs, lèvres, langue, dents, voile du palais (influençant par l'action combinée d'au moins deux d'entre eux l'air retenu dans la cavité buccale).

On divise les consonnes en trois classes :

1° Les *explosives* : *b, p, t, d, k, g* ; pour celles-ci, l'obstacle qui arrêtait l'air étant levé, cet air est expulsé brusquement.

2° Les *sifflantes* : *f, v, s, z, ch, j* ; ici l'air autorisé à sortir s'échappe par une étroite filière, d'où sifflement.

3° Les *refluantes* : *l, r, m, n, gn, ill* ; l'air ne pouvant s'échapper par sa sortie normale, s'évade dans une autre direction.

Si l'on considère les organes qui concourent à l'articulation de chaque consonne, on peut alors diviser celles-ci en :

Explosives labiales : *p, b.*
Explosives linguo-palatales : *k, g.*
Explosives linguo-dentales : *t, d.*
Sifflantes labio-dentales : *f, v.*
Sifflantes linguo-palatales : *ch, j.*
Sifflantes linguo-dentales : *s, z.*
Refluantes linguo-palatales : *l, r, ill.*
Refluante labio-nasale : *m.*
Refluante linguo-dento-nasale : *n.*
Refluante linguo-naso-palatale : *gn.*

On peut encore, d'après l'effort qui préside à l'élaboration des consonnes, les classer en :

*Fortes* ou *dures :* *p, t, k, f, s, ch, r, m.*
*Faibles* ou *douces :* *b, d, g, v, z, j, l, n.*

« *Vocalement*, dit Bonnier (1), nous appartenons au type des appareils à tube dans lesquels la paroi ne joue aucun rôle au point de vue de la propagation de

---

(1) Bonnier, *La voix, la culture physiologique*, Félix Alcan, Paris, 1907.

la sonorité, l'air seul y est la source sonore. Dans ces appareils, le branle est donné par un dispositif d'une sonorité presque nulle, vibration des lèvres ou vibration d'une languette de roseau, ou simple brisement de l'air. sur un biseau. Mais l'air du tube prend le branle et devient sonore, donnant à son tour le branle à l'air ambiant dont il règle la sonorité. Les tubes sans pavillon propagent la sonorité, sans la projeter ni l'extérioriser, cette dernière faculté appartient aux tubes à pavillon ; or, il n'est pas de tube à pavillon plus remarquable que l'appareil buccal, car il est vivant et s'adapte à chaque sonorité. Non seulement il en modifie le timbre *vocalique,* non seulement il le distribue en syllabes, mais il peut encore en varier la portée indépendamment de toute intensité ; un tout petit changement dans l'adaptation buccale nous permet, à intensité égale, d'intéresser une plus ou moins grande masse d'air à notre sonorité vocale, d'envoyer la voix plus ou moins loin.

« On peut se faire entendre nettement, et loin, avec peu de son et de souffle, mais avec une exacte portée. »

Les différentes parties de l'instrument vocal doivent donc, comme celles de l'instrument de musique, être parfaitement réglées pour donner la note juste, c'est-à-dire une articulation nette.

Respiration et phonation harmonieusement liées, des organes articulateurs assouplis, telles sont les conditions indispensables pour obtenir une parole nette, aisée ; en revanche, le moindre trouble, la plus minime déviation des relations fonctionnelles entre les organes aboutissent à une altération de l'émission vocale.

**Considérations générales sur l'alphabet.** — L'alphabet grammatical se différencie de l'alphabet phonétique. Ce dernier seul nous intéresse au point de vue des anomalies de la parole. Deux éléments à considérer dans l'alphabet :

1º Les voyelles,

2º Les consonnes.

Les *voyelles* sont des lettres qui ont un son par elles-mêmes (définition grammaticale).

Physiologiquement, les voyelles naissent de la vibration des cordes vocales. Les cavités buccales et pharyngées varient de forme et de capacité pour réaliser des cavités de résonances adaptées aux différentes voyelles. Cette adaptation se fait, principalement, par des positions diverses de la langue et des variations, de forme et de grandeur, de la cavité et de l'orifice buccal.

L'émission de la voyelle peut se prolonger aussi longtemps que le souffle dont elle naît. On peut faire varier sa durée, sa hauteur, chose impossible avec la consonne. Elle se suffit à elle-même, elle constitue à elle seule une *syllabe*, en phonétique un *phonème*.

La consonne, elle, n'existe pas sans le secours de la

voyelle, par elle-même elle n'a pas de son. On peut la définir ainsi : Lorsque le courant d'air rencontre quelque obstacle, il y a, lorsque l'obstacle est vaincu, production d'un bruit qu'on appelle *consonne*. Certains auteurs ont défini la consonne, au point de vue phonétique, une articulation de voyelles.

Le *phonème*, unité phonétique, peut être simple ou composé :

*Simple* : constitué par une voyelle ;

*Composé* : la voyelle est associée à une ou plusieurs consonnes.

**Les voyelles en phonétique.** — Voyelles de l'alphabet grammatical : *a, e, i, o, u, y.*

Voyelles de l'alphabet phonétique : *a, e, i, o, u, eu, ou, an, on, in, un.*

L'*y* disparaît, se prononçant comme l'*i*.

En revanche *eu* et *ou* acquièrent le titre de voyelle, de même les voyelles à résonance nasale : *an, on, in, un.*

**Les consonnes en phonétique.** — Consonnes de l'alphabet grammatical : *b, c, d, f, g, h, j, k, l, m, n, p, q, r, s, t, v, w, x, z.*

Dans l'alphabet phonétique, certaines consonnes disparaissent.

*Q, c* dur et *k* ne font qu'un, il en est de même pour *s, c* doux et *z* dans certains cas, et pour *g* doux et *j*.

*h* ne se prononce pas.

*W* se confond avec divers éléments dont il prend la prononciation.

Même remarque pour *x* qui se dit suivant les cas *ks, gz, s, z, k,* comme dans :

> Epistaxis.
>
> Xantho,
>
> Six.
>
> Sixième.
>
> Exception.

*Ch* s'élève au rang de consonne, il en est de même de *gn* et *ill* ; elles peuvent se représenter *n, l,* devant une diphtongue commençant par *i* ; comptons-les cependant parmi les consonnes.

L'alphabet français se compose donc en définitive :

Des voyelles buccales : *a, e, i, o, u, eu, ou.*

Des voyelles bucco-nasales : *an, on, in, un.*

Des consonnes : *b, d, f, g, ch, j, k, l, m, n, p, r, s, t, v, z, gn, ill.*

## CHAPITRE III

### Positions et mouvements des organes de la parole. Les voyelles et les consonnes.

Sommaire. — Description des positions et des mouvements des organes buccaux dans l'émission des éléments phonétiques. — Division des voyelles. — Voyelles *a, o, ou*. — Voyelles *é, è, i*. — Voyelles *eu, u*. — Voyelles nasales *an, on, in, un*. — Jeu des organes dans la formation des consonnes. — Consonnes *p, b, m, f, v, s, ch, j, t, d, n, l, r, k, g, gn, ill*. — Diphtongues et symphones.

#### I. — **Les voyelles**.

Nous croyons utile de donner ici la description des positions et des mouvements de l'appareil phono-articulateur dans l'émission des sons et des articulations qui composent le langage ; elle fera mieux comprendre, en même temps que les causes et la nature des vices de prononciation, les remèdes qui peuvent y être apportés (1).

(1) Nous ne pouvons mieux faire que d'emprunter au magistral ouvrage de M. Goguillot, *Comment on fait parler les sourds-muets*. Cette description des éléments phonétiques est

Ne retenant que les manifestations les plus apparentes, positions des organes enregistrées par la vue, vibrations perceptibles au toucher, on peut diviser les voyelles en trois groupes en partant de *a*. Cette voyelle, la plus simple à produire, peut, à juste titre, être adoptée comme voyelle type. Ces trois groupes de voyelles dérivées de *a* sont :

1° *a, o, ou.*
2° *a, eu, u.*
3° *a, è, é, i.*

Pour les groupes 1 et 2, les lèvres subissent un mouvement en avant et se rapprochent progressivement. Pour le groupe 3, les lèvres s'écartent latéralement. La langue se déplace en avant pour *eu, u, é, è, i*, dessine un mouvement de recul pour *o, ou*.

Si, tenant compte de ces mouvements combinés des lèvres et de la langue, on considère l'action mus-.culaire au point de vue de l'effort fourni (1), on peut admettre trois types élémentaires ou trois voyelles initiales, dont les autres ne sont que des dérivés. Ce sont *a, o, è* (dans cet ordre), suivant l'effort as-

faite de main de maître avec une clarté et une précision remarquables.

(1) Cet ordre n'a rien d'absolu. On pourrait tout aussi bien adopter l'ordre contraire, c'est-à-dire vers l'effort minima, ou bien encore celui dans lequel seraient admis, comme types de voyelles initiales, *a, ou, i*, qui correspondent aux formes les plus caractéristiques et les plus différentes des lèvres.

cendant du son grave vers le son aigu. Le tableau suivant, comprenant les voyelles nasales sur lesquelles nous reviendrons ailleurs, résumera ce que nous disons sur les voyelles :

Voyelles dérivées

Voyelles initiales $\left\{\begin{array}{l} A \\ O \\ E \end{array}\right\}$ $\left\{\begin{array}{l} \text{au} \\ \text{ou, on} \\ \text{é, i, in} \end{array}\right\}$ u, eu, un

Par ce tableau, on voit que la voyelle *an* est produite par des positions analogues à celle de *a* ; que *ou* et *on* sont des dérivés de *o* ; que *é, i, in* dérivent de *è*, et qu'enfin *u, eu, un* participent à la fois de *o* et de *è* par les positions des lèvres et de la langue.

Si en effet, se plaçant devant une glace, on prononce isolément les voyelles, on remarque facilement que chaque élément correspond à une forme particulière et caractérisque de la bouche et à une position spéciale de la langue.

La description qui va suivre des positions et des mouvements des organes buccaux, les figurines et les gravures qui l'accompagnent et l'expliquent feront mieux ressortir d'ailleurs l'analogie entre certains éléments vocaux, la connexité sympathique entre l'action des différents organes appelés à les produire. Le lecteur pourra puiser dans cet exposé des enseignements précieux, qui le guideront et l'aideront dans la correction des vices de prononciation.

*A.* — Pour faire *a*, la bouche est largement ouverte,

les incisives supérieures sont en partie découvertes,
les incisives inférieures le sont un peu moins largement. La langue est étendue sur le plancher de la
bouche, la pointe est retirée un peu en arrière des
incisives inférieures (Fig. 1).

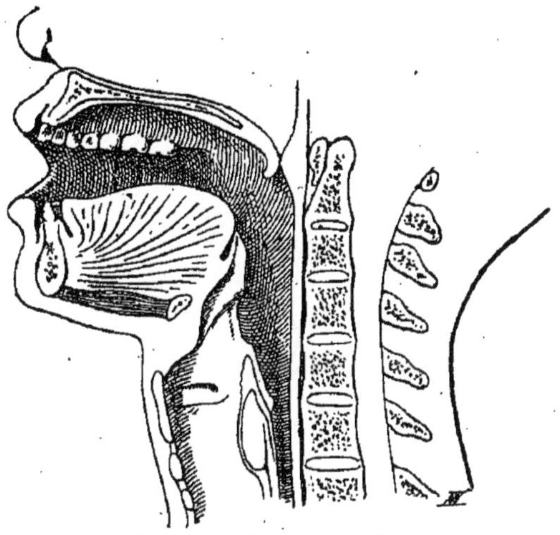

Fig. 1. — A.

Ce son est des plus simples à produire, la bouche
s'ouvre, le voile du palais se relève, le larynx vibre,
les lèvres, la langue restent inactifs.

*O*. — La bouche forme une ouverture arrondie, qui
ne laisse voir ni la langue, ni les dents. Pour *o*, la
mâchoire s'abaisse, mais moins que pour *a* ; le voile
du palais se relève, les lèvres se contractent et s'avancent, les joues sont légèrement creusées, la langue, à
sa partie antérieure, se déprime, tandis qu'à la partie
postérieure elle se relève vers le voile du palais, sans

toucher la voûte palatine ni l'arcade dentaire supérieure (Fig. 2).

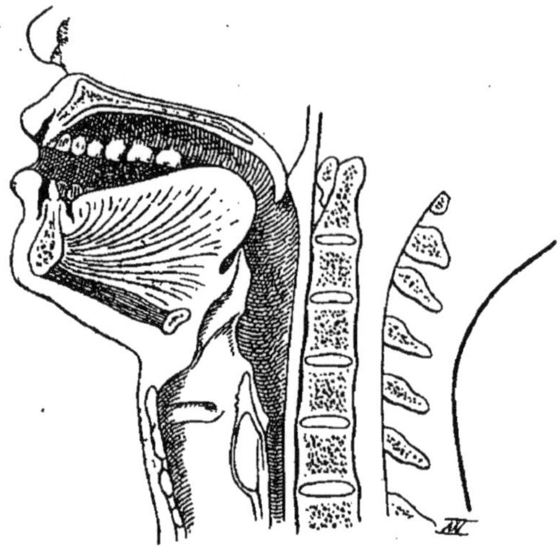

Fig. 2. — O.

*Ou.* — On pourrait dire de ce son que « c'est un *o*
fermé ; en effet, pour le passage de *o* à *ou*, on voit les
lèvres se rapprocher un peu plus, toujours en s'arron-
dissant, et s'avancer de plus en plus, en s'écartant des
dents, qui restent invisibles ». L'orifice buccal est plus
rétréci que pour l'émission de *o*, la langue a une position plus antérieure (1), toujours le voile du palais
est relevé (Fig. 3).

Le courant d'air produit par l'émission de *a*, trop
faible pour ébranler une feuille de papier, la déplace

(1) Goguillot prétend que la langue se retire de plus en
plus vers le pharynx.

légèrement lors de l'émission de *o*, et la remue de façon marquée quand on prononce *ou*.

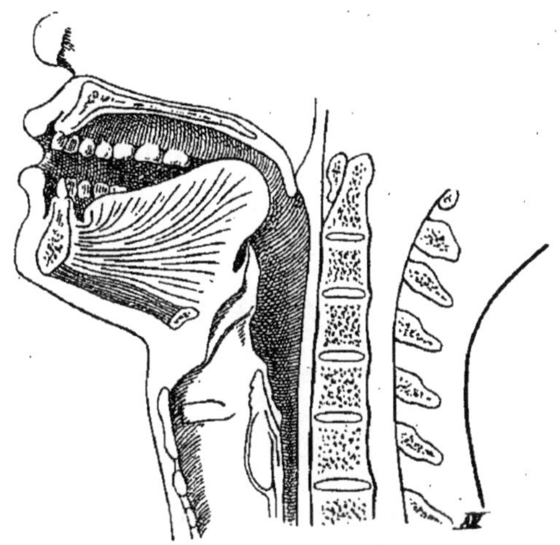

Fig. 3. — OU.

*É.* — Pour dire *è*, on entr'ouvre la bouche, on écarte les commissures, les lèvres sont éloignées de l'épais-.

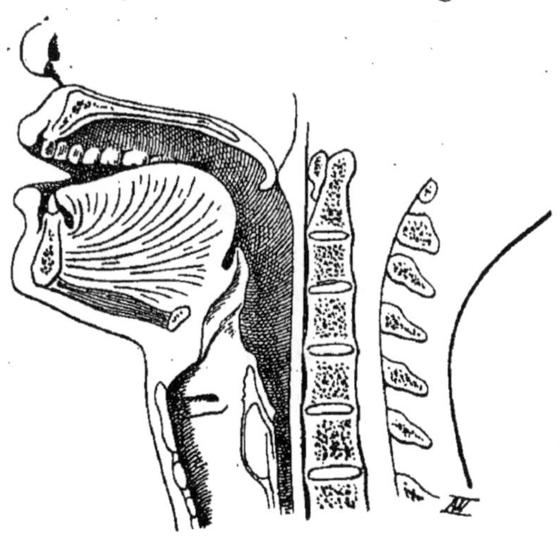

Fig. 4. — E.

seur du petit doigt ; on aperçoit les dents, surtout les incisives inférieures, derrière lesquelles on voit très bien la langue. Celle-ci arc-boute sa pointe contre les incisives inférieures, se soulève en son milieu et touche la partie supérieure de la cavité buccale au niveau des trois dernières molaires supérieures. Le voile du palais, comme dans les lettres précédentes, est toujours relevé (Fig. 4 et 5).

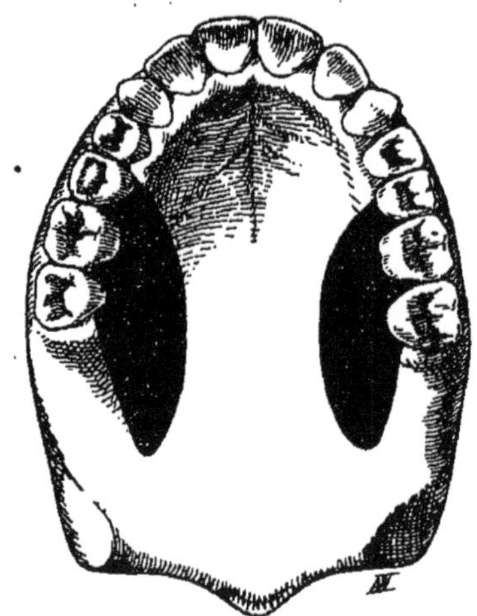

Fig. 5. — E.

*E.* — Est à *é* comme *ou* est à *o*. Les commissures des lèvres sont plus écartées, les dents plus rapprochées, la langue, plus fortement appuyée contre les incisives inférieures, est en contact avec la voûte palatine sur une surface plus étendue.

*I.* — Pour l'émission de *i*, les dents sont très rapprochées, sans cependant entrer en contact. Les com-

missures des lèvres sont très écartées. La pointe de
la langue est appuyée à la face postérieure des incisives inférieures, tandis que le reste de l'organe se
relève et est en contact par une large surface avec la
voûte palatine, le passage de l'air ne se fait que par
un canal étroit (Fig. 6 et 7).

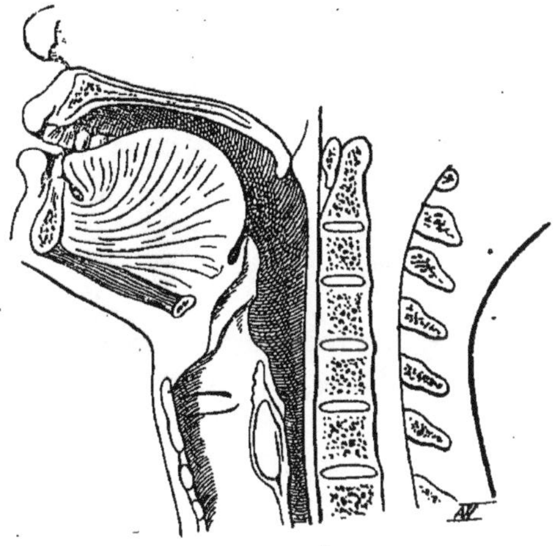

Fig. 6. — I.

*EU.* — Le jeu des organes pour la prononciation de
cet élément tient de celui de l'*è* et de celui de l'*o*, de
l'*o* pour le jeu des lèvres et du voile du palais, de l'*è*
pour le jeu de la langue.

*E.* — L'*e*, dit *muet*, dans le corps d'un mot, est à *eu*
comme *é* est à *è*. La langue est placée comme pour *é*,
et les lèvres comme pour *ou*.

*U.* — Pour ce son, les lèvres se placent comme
pour *ou*, la langue comme pour *i*.

**Voyelles nasales :** *an, on, in, un.* — Aux voyelles simples, ayant entre elles certaines analogies, et que nous avons groupées suivant une parenté physiologique, mais aussi suivant leurs caractères distinctifs

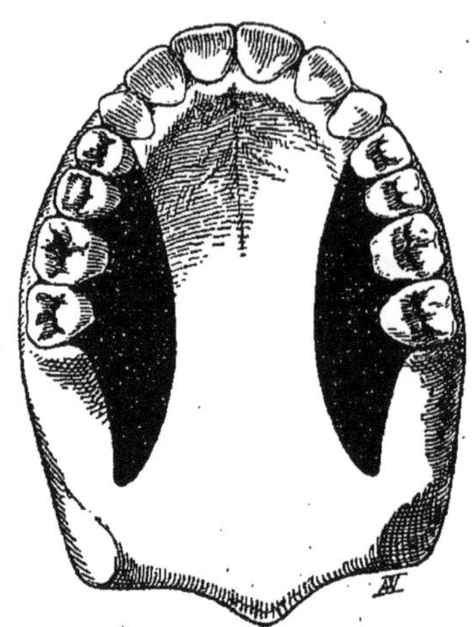

Fig. 7. — I.

particuliers, viennent s'ajouter les *voyelles nasales* dont nous avons déjà parlé :

*an, on, in, un*

qui ont respectivement le même mode de formation que

*a, o, i, eu.*

*An.* — Le jeu des organes diffère sensiblement de celui de l'*a*. Le voile du palais reste abaissé et laisse passer une partie du son dans les fosses nasales. La base de la langue se relève légèrement vers le voile du palais. Au toucher, on sent des vibrations des

Chabert                                                      3 ailes du nez, qui n'existent pas dans l'émission de *a*.

*On.* — C'est *o*, avec une résonance nasale.

*In.* — Il est a *è* comme *on* est à *o*.

*Un.* — C'est *eu*, avec la résonance nasale.

## II. — **Les consonnes**.

**Description des mouvements physiologiques caractéristiques des consonnes.** — « Les consonnes constituent la charpente des mots ». Aussi la parfaite articulation de ces lettres est-elle indispensable pour la netteté de l'élocution, on comprendra donc combien est nécessaire la parfaite connaissance du jeu des organes dans leur formation, connaissance sans laquelle on ne saurait les enseigner.

En se basant sur le jeu des organes, on peut diviser les consonnes en un certain nombre de classes :

Ce sont :

1° Les *labiales* proprement dites : *p, b, m.*

2° Les *labio-dentales* : *f, v.*

3° Les *linguo-dentales sifflantes* : *s, z.*

4° Les *labio-palatales sifflantes* : *ch, j.*

5° Les *linguo-dentales* : *t, d, n, l.*

6° Les *linguo-palatales* : *k, g (gu), gn, ill.*

7° La *gutturale* : *r.*

P. — Pour la prononciation de *p*, les lèvres sont pressées l'une contre l'autre et un peu pincées, leurs commissures légèrement écartées. Le voile du palais se relève, pour empêcher l'air de s'échapper par les fosses nasales, le larynx ne vibre pas, la langue reste au repos. Le souffle expiré sépare brusquement les lèvres, et le son produit comme une explosion (Fig. 8).

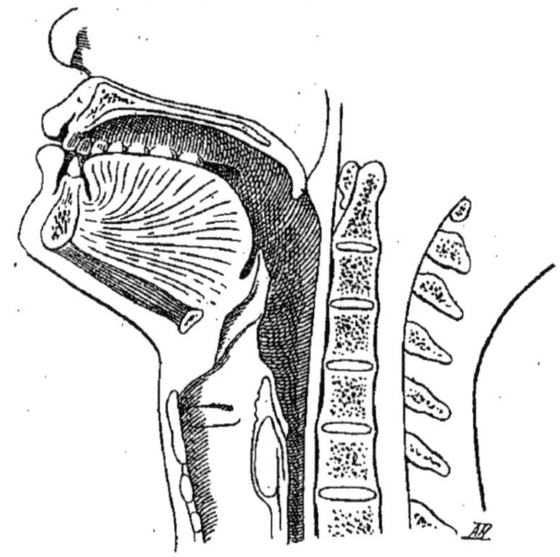

Fig. 8. — P-B.

B. — C'est un *p* accompagné d'un bruissement laryngien. A remarquer seulement qu'au moment de l'émission du *b*, se produit un léger gonflement de la région sus-hyoïdienne.

M. — Les lèvres, pour l'émission de *m*, sont moins fortement appuyées que pour l'émission de *p* ou *b*. Autre différence, les ailes du nez vibrent, enfin le voile du palais reste abaissé, ce qui permet la résonance nasale (Fig. 9).

F. — Pour dire *F*, la lèvre supérieure se relève et

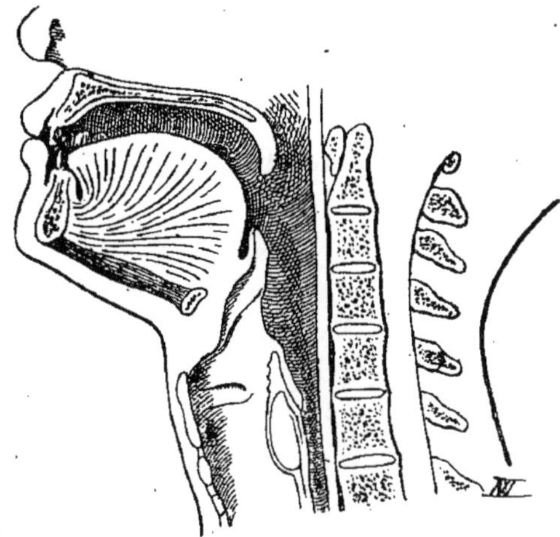

Fig. 9. — M.

découvre les incisives supérieures ; la lèvre inférieure,

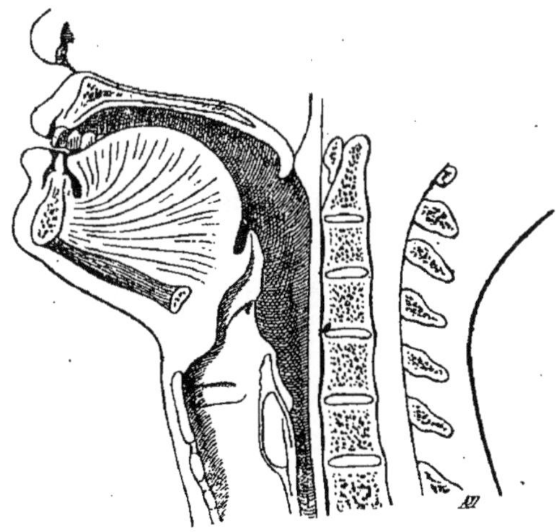

Fig. 10. — F-V.

suivant un mouvement de retrait du maxillaire inférieur, se place sous les dents supérieures, qui la frôlent, tout en laissant libre la sortie de l'air. Le larynx ne vibre pas, le voile du palais se relève, la base de la langue soulevée prend contact avec la voûte sur une étendue restreinte (Fig. 10 et 11).

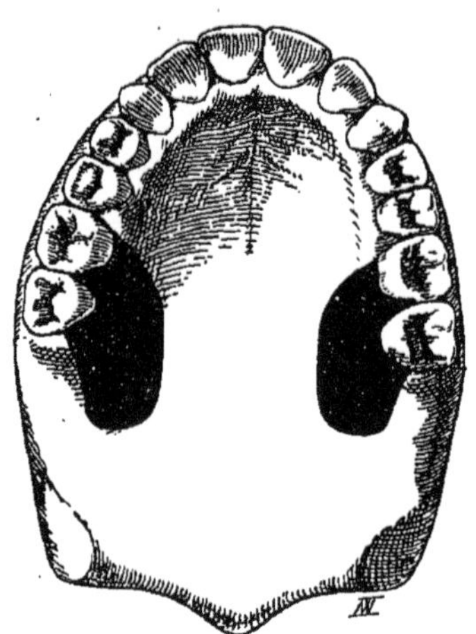

Fig. 11. — F-V.

V. — C'est un *f* accompagné de vibration laryngée.

S. — Les dents supérieures et inférieures, très rapprochées, sont découvertes. La langue tend à déborder très légèrement au niveau des canines. Le larynx reste silencieux, le maxillaire inférieur fait un léger mouvement de recul. La langue est appuyée entre les molaires et les canines supérieures et s'abaisse à sa partie antérieure, derrière les incisives inférieures, et s'y appuie assez fortement (Fig. 12 et 13).

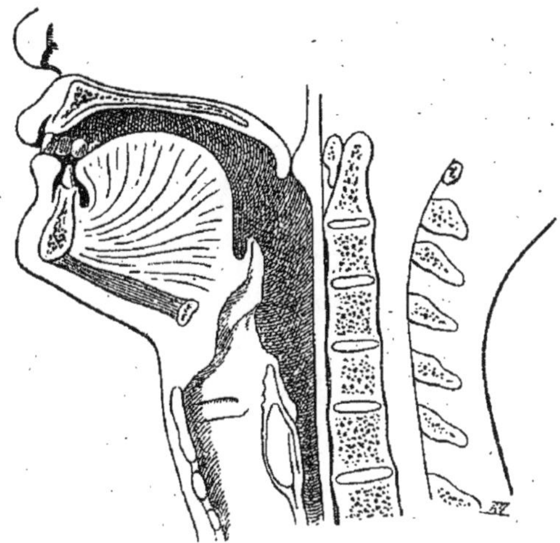

Fig. 12. — S-Z.

**Z.** — C'est *s*, plus la vibration laryngée.

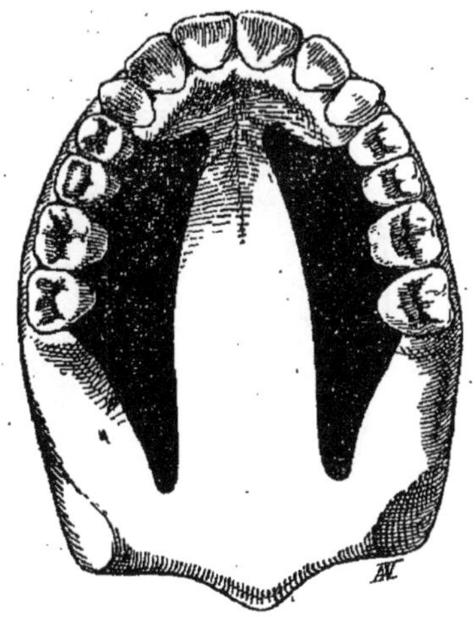

Fig. 13. — S-Z.

**CH.** — A l'émission de *ch*, on avance les lèvres formant un entonnoir, au fond duquel on aperçoit les

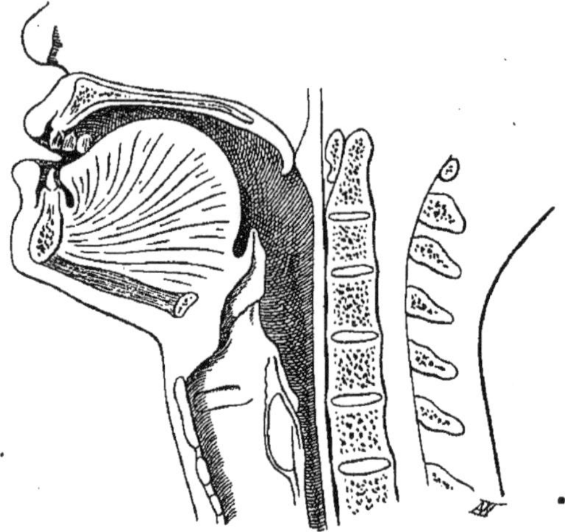

Fig. 14. — CH-J.

dents, celles-ci un peu plus séparées que pour le *s* et

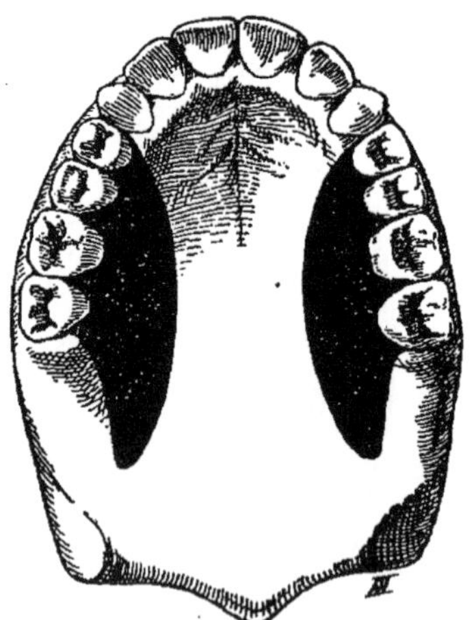

Fig. 15. — CH-J.

placées les unes au-dessus des autres. La langue,

relevée, s'appuie presque jusqu'à sa pointe à la voûte palatine (1), elle est creusée en son milieu pour le passage de l'air ; cet élément est celui qui entraîne la plus grande dépense d'air (Fig. 14 et 15).

J. — La vibration laryngée seule le différencie de *ch*.

T. — Pour produire *t*, la langue s'appuie de toute son étendue à la voûte palatine et empêche la sortie de l'air ; puis brusquement, elle se détache, s'abaisse,

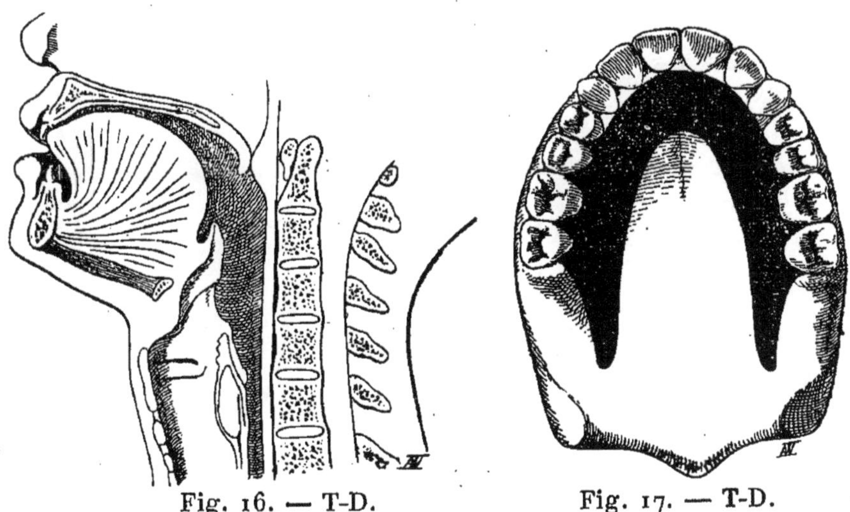

Fig. 16. — T-D.        Fig. 17. — T-D.

se retire derrière les incisives inférieures. Ce retrait brusque produit l'explosion qui donne le *t*. Le mouvement de recul de la langue, dans la production du

(1) Nous considérons cette jonction de la langue comme plus normale que celle indiquée par Goguillot qui prétend que la pointe s'abaisse vers les incisives inférieures.

*t*, est plus ou moins accentué, suivant la voyelle qui va suivre, plus si c'est *a, é, i, eu, u*, davantage si c'est *o*, plus encore si c'est *ou* (Fig. 16 et 17).

D. — C'est l'explosion du *t*, précédée du bruissement laryngien. Comme pour *b*, nous avons pour *d* l'abaissement de la région sus-hyoïdienne.

N. — C'est un *d* par le jeu des organes, sauf pour le mouvement du voile du palais qui reste abaissé.

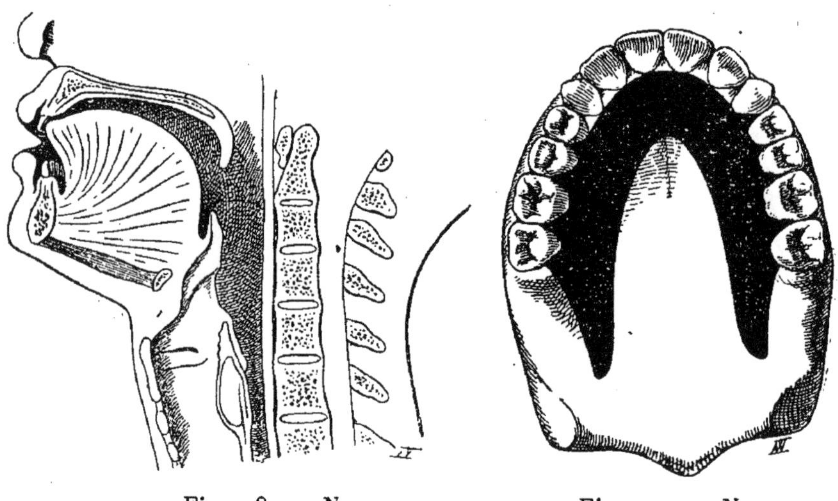

Fig. 18. — N.          Fig. 19. — N.

L'air s'échappe par le nez, d'où vibration très sensible des ailes (Fig. 18 et 19).

L. — Dans l'émission de *l*, la langue se place derrière les incisives supérieures comme pour *d, t*, mais les bords de la langue ne touchent pas aux parois alvéolaires des molaires supérieures, l'air passe entre eux et ces dernières, faisant vibrer les bords de la langue et les joues (Fig. 20 et 21).

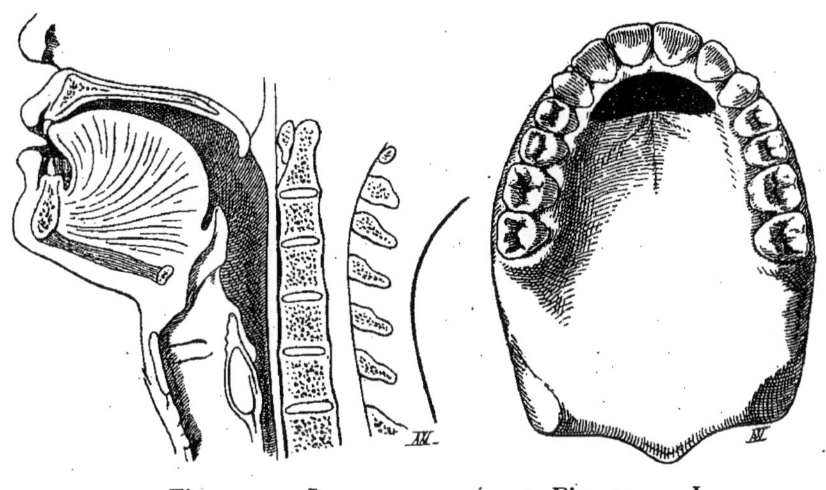

Fig. 20. — L.                    Fig. 21. — L.

R. — Cet élément peut s'articuler de deux façons différentes.

Dans l'*r lingual*, la pointe de la langue vibre rapidement, en des oscillations qui vont du palais au bord des incisives supérieures. Dans l'*r guttural*, la langue ne fait aucun mouvement (Fig. 22 et 23).

Dans l'*r lingual*, la langue qui vibre de la pointe appuie par ses côtés à l'arcade dentaire, c'est l'inverse de ce qui se produit pour *l*. Les vibrations de la langue se transmettent aux organes voisins.

L'*r guttural* est produit par les vibrations de la luette.

K. — Pour le *K*, la base de la langue se relève,

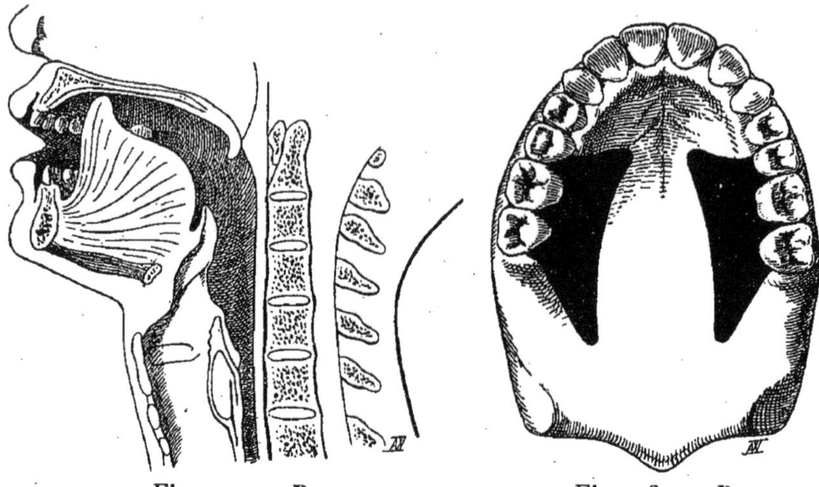

Fig. 22. — R.                    Fig. 23. — R.

entre en contact avec le voile du palais, celui-ci se

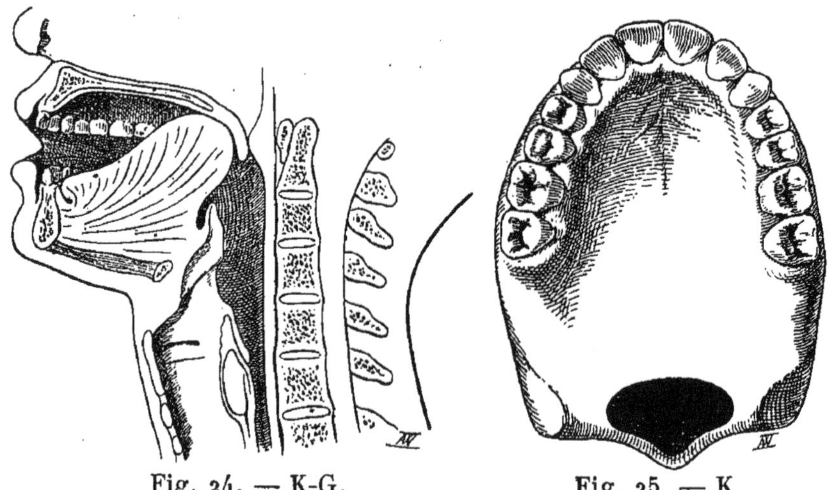

Fig. 24. — K-G.                    Fig. 25. — K.

trouve pressé entre la langue et la paroi pharyngienne, et tout passage d'air est impossible ; puis la langue se détache vivement et une explosion se produit (Fig. 24 et 25).

GU. — C'est *K* avec vibration laryngée, et de plu s la langue est appuyée plus fort et sur une plus large surface contre le palais dans *gu* que dans *k* (Fig. 26).

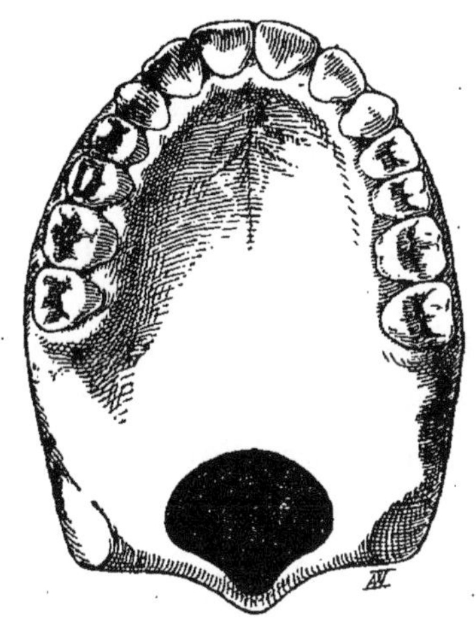

Fig. 26. — G.

D'après l'exposé qui vient d'être fait du jeu des organes dans la formation des consonnes, c'est-à-dire suivant leur mode de production, leurs affinités, leurs similitudes, leurs caractères particuliers et distinctifs, les consonnes sont justiciables de certaines classifications.

Au point de vue des mouvements des organes buccaux, qui participent à leur formation, nous les avons déjà groupées en *explosives, sifflantes* et *refluantes*, puis subdivisées en :

> Explosives labiales,
> Explosives linguo-dentales,
> Explosives linguo-palatales,
>
> Sifflantes labio-dentales,
> Sifflantes linguo-dentales,
> Sifflantes linguo-palatales,
>
> Refluante labio-nasale,
> Refluante linguo-dento-nasale,
> Refluante linguo-naso-palatale,
> Refluantes linguo-palatales.

Nous avons également donné leur division en *consonnes fortes ou dures* et en *consonnes faibles ou douces*. Si l'on considère, d'autre part, le bruit qui caractérise leur émission, on peut aussi les classer en *muettes ou sourdes* et en *sonores ou laryngées*, puis subdiviser celles-ci en *buccales* et en *nasales*.

Enfin, suivant que le courant d'air est interrompu brusquement ou qu'il peut être tenu pour l'éclosion de la consonne, nous avons les *instantanées* et les *continues*. Le *tableau* ci-dessous va résumer ces différentes classifications.

| | | | Muettes | LARYNGÉES | |
|---|---|---|---|---|---|
| | | | | buccales | nasales |
| *Explosives* ou instantanées. | Labiales | forte.. douce. | p | b | |
| | Linguo-dentales | fte... douce | t | d | |
| | Linguo-palatales | forte.. douce. | k | g | |
| *Sifflantes* (continues). | Labio-dentales | forte.. douce. | f | v | |
| | Linguo-dentales | forte.. douce. | s | z | |
| | Linguo-palatales | forte.. douce. | ch | j | |
| *Refluantes* (continues). | Labio-nasale | forte.. | | | m |
| | Linguo-dento-nasale. | douce. | | | n |
| | Linguo-naso-palatale. | douce. | | | gn |
| | Linguo-palatales | forte.. douce. | | r l, ill | |

On remarquera que notre tableau de consonnes ne
renferme ni *h*, ni *c*, ni *q*, ni *w*, ni *x*, ni *y*, et que
nous y voyons *ill* et *gn*, dont le mode de formation n'a
pas été décrit. Voici ce qu'en dit M. Goguillot : « Quand
on fait précéder les diphtongues *ia*, *io*, *ion*, *iè*, *ien*,
*in*, *ie*, d'une consonne, on doit s'assurer que la langue a pris, avant l'articulation de la consonne, la position qui convient à la formation de l'*i*. De sorte que

le *l*, le *t*. le *n* par exemple, ne sont plus prononcés comme normalement, avec la pointe de la langue placée derrière les incisives supérieures, mais avec la face antéro-dorsale de la langue.

Et ceci nous explique de la manière la plus simple et la plus exacte qui soit, à notre avis, le jeu des organes dans l'articulation de ces deux éléments qui ont donné lieu à tant de controverses : le *ill* et le *gn*. Les uns ont voulu que ces deux éléments fussent des éléments simples, exigeant une position spéciale des organes ; d'autres, et ce sont les plus nombreux, ne voyaient, dans le *ill*, qu'un équivalent de *l* + *i*, dans le *gn* qu'un équivalent de *n* + *i*. Cette dernière manière de voir est presque aussi inexacte que la première. En effet, l'*i* ne subsiste pas complet à la suite de *l* ou de *n*. Nous venons de voir qu'il est déformé par la seconde voyelle à laquelle il est accouplé. Nous venons de voir en outre que toute consonne linguale, aussi bien le *t* et le *d* que le *l* et le *n*, est également déformée par le voisinage de la diphtongue. Le *ill* n'est autre chose que le *l* placé devant une diphtongue et modifié, comme nous avons vu, par elle ; le *gn* n'est autre chose qu'un *n* placé devant une diphtongue et légèrement modifié de ce fait. »

Ajoutons aux observations et aux remarques déjà faites sur le jeu des organes buccaux, dans l'émission des éléments phonétiques, que les positions et les mouvements correspondant à chacun de ces éléments n'ont rien d'absolu. Le jeu spécifique et caractéristique des organes subit, par suite de la liaison des éléments entre eux, des déformations qui modifient profondément le mode primitif et particulier de l'acte physiologique. Sachons que « toutes les consonnes se prononcent avec la position des lèvres qui appartient à la voyelle associée ».

Des modifications résultent de l'accouplement des voyelles dans les diphtongues et des consonnes dans les symphones, ou juxtaposition de consonnes. Nous n'insisterons pas ici sur ces variations qu'entraînent dans le jeu des organes buccaux ces rapprochements de voyelles et de consonnes, attendu qu'au point de vue orthophonique, lorsque les éléments isolés sont émis normalement, on obtient généralement, sans difficulté, une prononciation correcte des diphtongues et des symphones.

Nous croyons utile cependant de rappeler ici, d'après Goguillot, le mode d'émission des diphtongues voyelles :

« Dans l'émission de *ia, io, iou, iè, ien, iu, ie* (*e* muet), dit-il, la première voyelle est un peu sacrifiée à la seconde. Au moment où la langue se met en place pour l'émission de la première, les lèvres ont déjà pris l'écartement horizontal voulu pour la formation de la seconde. Il n'y a plus, pour finir, qu'un abaissement de la mâchoire, pendant lequel la langue prend la place qui convient à l'émission de la seconde voyelle. Pour les diphtongues : *ui, uè, oui, ouè, oi*, *oin*, la langue est déjà dans la position de la seconde voyelle quand les lèvres sont en place pour la première. Le son se fait entendre pendant le passage sur la seconde. Il faut remarquer, dit de Mayer, que les deux voyelles d'une vraie diphtongue n'ont jamais une puissance égale. L'une d'entre elles se distingue toujours de l'autre en ce qu'elle est un peu plus fortement accentuée ou possède un timbre plus sonore. »

Quant aux symphones, lorsque deux ou plusieurs consonnes se suivent, elles se comportent différemment selon qu'elles sont au commencement d'un mot, à la fin, ou entre deux voyelles.

1° Les symphones, au commencement des mots, doivent être articulées sans qu'il y ait abaissement de la mâchoire entre elles, sinon on prononcera sel a, pour *sla* : elles doivent être formées avec l'écartement des commissures convenant à la voyelle qui les suit, sinon on prononcera spea, stei pour *spa*, *sti*, enfin la première consonne ne doit pas se détacher avant la formation de la dernière.

2° Les symphones à la fin des mots se comportent comme les précédentes, avec cette différence qu'elles sont formées avec l'écartement des commissures convenant à la voyelle qui les précède.

3° Les symphones dans le corps des mots ne souffrent pas non plus d'abaissement de la mâchoire entre elles, la première consonne est formée avec l'écar-

tement des commissures convenant à la voyelle qui
la précède, l'autre ou les autres sont formées avec
l'écartement des commissures exigé par la voyelle qui
suit ; enfin la première ne doit pas se détacher avant
la formation de la dernière.

Les principales et les plus nombreuses symphones
sont :

     *pl, fl, cl, bl, vl,*

     *pr, fr, cr, tr, br, dr, gr, vr,* etc.

Pour que les symphones soient émises correctement, il faut que les lèvres (si la première consonne
est une labiale) ou la langue (si la première consonne
est une dentale ou une palatale) ne se détachent que
lorsque les organes ont déjà pris la position voulue
pour émettre la seconde consonne.

Il en est de même dans l'accouplement de deux
biales :

     *bm, by, pf, pm, vm,* etc.

ou d'une labiale et d'une dentale :

     *bd, bn, pt, dv, pn, mn,* etc.

dans l'accouplement de deux dentales :

     *tn, dn, dl, lt, tl,* etc.

Pour passer de l'une à l'autre, la pointe de la langue ne quitte pas les dents, et il n'y a pas d'échappe-
ment de souffle entre les deux.

Dans la juxtaposition d'une dentale et d'une gutturale :

     *ct, gd, dg, tg, tc,* etc.,

la langue ne se détache du palais ou des dents qu'après la formation de la seconde consonne.

Même observation pour l'accouplement de deux gutturales :

*cg, gc,* etc.

Dans l'accouplement d'une gutturale et d'une labiale :

*cm, cp, cb, gb, gp, gn, cf,* etc.,

la langue ne se détache du palais que lorsque les lèvres sont closes pour la formation de la seconde consonne.

Enfin, il convient de tenir compte, lorsqu'il s'agit de remédier à un vice de prononciation, de certaines particularités distinctives, marquées par des degrés de tension ou de pression musculaire des organes, de calme dans la prononciation, de rapidité ou d'énergie dans l'articulation. Si peu sensibles que soient ces particularités, elles peuvent néanmoins, par l'intermédiaire du toucher, fournir des indications utiles.

# CHAPITRE IV

## Les anomalies de la parole
## (Causes et définitions).



### Définition des troubles de la parole.

Avant de songer à entreprendre la correction des anomalies ou troubles de la parole, quels qu'ils soient, il importe d'en bien analyser les causes, d'avoir une idée exacte du mécanisme qui les crée, de la mauvaise habitude qui les produit, de façon à pouvoir lutter méthodiquement et avec efficacité, à être certain de ne pas travailler en pure perte et sans méthode. Le meilleur moyen d'éviter un danger et de vaincre un obstacle n'est-il pas encore de le connaître?

Les anomalies de la parole débutent dans la première ou la seconde enfance, les causes en sont nombreuses, nous essaierons de les signaler aussi complètement que possible au cours de la description.

**Balbutiement.** — Ce défaut se manifeste par une parole *atone, faible, hésitante.* Les mots sont mal articulés, répétés de façon inexacte. C'est le langage de l'enfant qui apprend à parler.

**Bredouillement.** — Les idées se suivent trop rapidement pour laisser aux organes articulateurs le temps nécessaire à l'émission, la prononciation est heurtée, confuse.

**Raucité vocale.** — Cette anomalie est due à ce que la glotte reste trop ouverte, les cordes alors ne vibrent que sous l'impression d'une puissante expiration, une partie du souffle passe sans influencer les cordes vocales, et va occasionner des résonances trop fortes, voire même anormales.

**Le nasillement.** — Dans ce cas, il y a manque d'harmonie entre l'émission du souffle et les mouvements de la base de la langue. « Ces mouvements exagérés ont pour effet d'appliquer la base de la langue contre

le voile du palais et de déterminer le retentissement
de la voix dans les fosses nasales » (1).

Ce défaut a d'ailleurs été très diversement inter-
prété.

Pour Kussmaul (2), il est produit par tout désordre
d'articulation qui peut survenir lorsque « le nez est
ouvert quand il doit être fermé, et fermé quand il doit
être ouvert ». Il distingue la *rhinolalie ouverte* et la
*rhinolalie fermée.*

Paul Raugé admet trois catégories du nasillement,
suivant les causes :

1° Troubles phoniques dus à l'intervention continue
ou intempestive du timbre nasal : excès de résonance
nasale, c'est le *nasillement vrai.* Il est dû à des malformations de la voûte palatine ou à l'insuffisance du
voile.

2° Troubles phoniques dus à la suppression ou à
la diminution de la résonance nasale ; défaut de résonance nasale ; c'est la *stomatolalie,* elle est due à
une occlusion nasale, quelle qu'en soit la cause.

3° Formes mixtes, dues à la fois à l'occlusion nasale
et à l'insuffisance du voile.

(1) HÉCLARD, *Physiologie.*
(2) KUSSMAUL, *Troubles de la parole,* traduction Rueff, Paris, 1884, p. 323. — EDOUARD FOURNIÉ, *Physiologie de la voix
et de la parole,* Paris, 1866. — GAVARRET, *Phénomènes physiques
de la phonation et de l'audition,* Paris, 1877.

Comment se produit le timbre spécial qui constitue le nasillement?

. Les opinions émises à ce sujet sont diverses et souvent contradictoires. Pour les uns, en effet, le son est nasal quand il passe par le nez ; pour d'autres, quand il n'y peut pas passer. On voit combien la question est complexe, mais nous croyons plutôt que le mécanisme n'est pas un, ce qui explique la variété des opinions, et chaque cas doit être étudié séparément, chacun ressortissant à une cause particulière que nous devons nous efforcer de faire disparaître.

**Voix de tête ou eunuchoïde, mue de la voix.** — Lorsque la modification de la voix ne s'opère pas dans les conditions normales à l'époque de la puberté, la voix conserve le timbre aigu, qui caractérise la voix infantile, appelée aussi *voix de tête* ou de *fausset*, ou bien encore *voix eunuchoïde*. Elle vient de ce que les voyelles sont émises au-dessus du registre naturel de la voix, c'est-à-dire sur un ton trop élevé. Krauss et Castri l'attribuent à une hypertension des cordes vocales. Pour Garrel, de Lyon, « le type eunuchoïde peut être attribué au moment de son apparition à un défaut de synchronisme entre le développement complet de l'appareil squelettique et de l'appareil musculaire du larynx. Cette infirmité persiste après le développement complet de l'appareil musculaire laryngé, du fait de l'habitude contractée ». La voix infantile est, croyons-nous, surtout le fait d'une exagération de vibrations des cavités résonnantes supérieures, c'est une voix de tête, c'est une voix mal posée.

**Bégaiement.** — Le manque d'harmonie entre la respiration et la phonation, auquel s'ajoute le plus souvent un élément nerveux qui entrave l'élaboration de la pensée et la faculté de l'exprimer, crée des mouvements convulsifs des organes phono-articulateurs, qui sont la caractéristique du *bégaiement*, défaut fréquent, particulièrement préjudiciable et difficile à corriger.

Comment se manifeste le bégaiement?

Nous résumerons brièvement la description que nous en avons *donnée* d'autre part. Ecoutons un bègue parler : il est dans l'impossibilité d'émettre un son, de commencer sa phrase, il ne sait pas, il ne peut pas débuter, il est crispé sur le mot à émettre ; on assiste à un effort pénible et pour le sujet et pour les personnes qui écoutent, il semble qu'il cherche à vaincre un obstacle, enfin brusquement il part, il prononce quelques paroles précipitées, puis bientôt il bute, s'arrête, fait de nouveaux efforts de prononciation, ou répète la dernière syllabe plusieurs fois jusqu'à ce que la détente se produise et lui permette d'énoncer quelques syllabes, et ainsi de suite, péniblement, de façon cahotée, la fin de la phrase est enfin atteinte.

Deux phénomènes à considérer :

1° Difficulté pour commencer, puis pour continuer à parler.

2° Répétition.

Certains bègues butent sur les voyelles, d'autres ne peuvent dire les consonnes, et parfois *quelques* mots, *quelques* syllabes, *quelques* rares lettres, sont la cause de la perturbation dans le débit vocal. Il y a des bègues qui parlent en inspirant, le bégaiement n'a lieu qu'à ce temps de la respiration, comme d'autres fois il est expiratoire.

Comment expliquer le bégaiement?

Observons la respiration du bègue, nous remarquerons le plus souvent qu'elle se fait mal.

Le bègue, avons-nous dit, parfois parle en inspiration. Le plus souvent il lâche l'air disponible avant de commencer à parler, et c'est l'air *résidual* qui lui sert à l'émission des mots, d'autres fois il fait une inspiration longue et profonde, l'air est emmagasiné en trop grande quantité, d'où effort pour le maintenir ; la glotte contractée se ferme et ne peut fonctionner en toute liberté.

Chez les sujets normaux, il en résulte une fatigue musculaire et un surmenage de l'organe vocal qui mène à la dysphonie et à l'enrouement.

Chez le bègue, un *élément nerveux* entre en jeu qui produit la contracture. Les muscles glottiques, les muscles de la langue, les muscles des lèvres, tous ces groupes sont, ou individuellement, ou en totalité, intéressés ; ils ne peuvent se mettre en position voulue pour permettre la sortie du son, ou lorsqu'après effort la mise au point a été faite, les muscles semblent fixés et se contracturent, n'obéissent plus à la volonté, pour produire la syllabe suivante.

*L'état psychique* du bègue a donc une importance considérable, et l'on devra traiter à la fois chez lui le *trouble respiratoire* et *l'élément nerveux.*

Ajoutons que chez certains bègues l'élément nerveux domine la scène, le trouble respiratoire est moins apparent.

**Substitution de lettres.** — Certaines personnes ne veulent pas faire l'effort musculaire nécessaire, et substituent les consonnes douces aux consonnes fortes; elles arrivent alors aux résultats suivants :

Elles disent :

> *t*  pour *k*
> *ch* pour *k*
> *z*  pour *j* ou *g*
> *l*  pour *n*
> *r*  pour *g, l,* ou *v*
> *s*  pour *ch.*

D'autres aussi substituent les unes aux autres les voyelles nasales :

> *an* ou *on*
> *on* ou *an*
> *in* ou *un*

Il en est enfin qui escamotent certaines consonnes comme *r, l,* par exemple.

**Mutacisme**. — Le mutacisme, ou articulation vicieuse des labiales *p*, *b*, *m*, est dû à la faiblesse d'action des muscles des lèvres.

**Zézaiement**. — Une mauvaise position de la langue, pour l'émission des sifflantes *s*, *z*, *ch*, *j*, provoque ce défaut si commun, le *zézaiement*, dont la cause initiale réside généralement dans une mauvaise habitude contractée dès le berceau.

**Rothacisme ou grasseyement**. — Le grasseyement ou rothacisme est dû à plusieurs causes :

1º Manque de souplesse de la langue ;

2º Insuffisance des contractions musculaires ;

3º Contraction à contre-temps de la langue et des autres organes articulateurs.

Ce défaut consiste à articuler dans l'arrière-bouche, ou de façon défectueuse, la lettre *r*, et généralement en lui substituant le *g*, ou bien encore à la supprimer plus ou moins complètement. Ce défaut, lorsqu'il est léger, n'a rien de désagréable, surtout chez les enfants et même chez les femmes. Il est très fréquent chez les Parisiens, et comme eux, dit-on, grasseyaient les Athéniens.

**Hottentotisme**. — Ce défaut, assez rare, est une prononciation vicieuse qui consiste à substituer à toutes les articulations, consonnes et symphones, un bruit confus de *t't't*... sans cesse répétés.

**Lambdacisme ou labdacisme**. — Ce défaut consiste en une prononciation défectueuse de l'*l* ; le mieux

pour expliquer ce défaut est* de donner quelques
exemples : *miion* pour *million*, *file* pour *fille*, *boutele*
pour *bouteille*; une autre variété consiste à substituer
*l* simple ou *l* mouillé à la consonne *r*.

**Chuintement ou clichement.** — Le *chuintement* est
une altération dans l'articulation des sifflantes *ch, j,
s, z,* appelées aussi chuintantes, parce qu'elles se prononcent en faisant entendre un sifflement assez semblable au cri d'une chouette qui chuinte. Le défaut
a pour cause des contractions anormales du muscle
orbiculaire des lèvres et un jeu vicieux de la langue
dans la prononciation des lettres chuintantes. Ce vice
de parole s'appelle aussi clichement.

**Contagion de l'exemple.** — La contagion de
l'exemple prédispose l'enfant à l'imitation de la
parole discordante d'une personne de son entourage
immédiat. Le *zézaiement,* le *chuintement,* le *bégaiement,* la *voix nasale,* et nombre d'autres vices de
prononciation, n'ont souvent pas d'autres causes.

**Autres défauts non catalogués.** — Ajoutons encore
à ces défauts ce qu'on pourrait appeler la *parole
haletante et essoufflée,* qui ferait croire que la personne
est toujours hors d'haleine, et qui tient à ce que le
volume d'air inspiré est trop faible, ou bien résulte
de ce fait que l'air inspiré en quantité suffisante est
lâché avant le commencement du débit vocal, ou est
mal utilisé pour les besoins de la parole. C'est la
parole de tous les dyspnéiques et de toutes les per-

sonnes âgées, à paroi abdominale flasque et relâchée, qui ne font plus travailler que leur diaphragme pour inspirer ou expirer. Les autres muscles qui président au travail de la respiration sont impotents, et la parole est, suivant les cas, *lourde* et *embarrassée* ou *brusque* et *saccadée*.

Il est bien d'autres troubles dont l'étiologie est difficile à établir troubles légers, qu'on ne saurait à première vue identifier. Ces défauts, qui paraissent sans importance, méritent cependant qu'on y prête attention, car toujours ils sont cause d'un surmenage de l'appareil vocal et résultent d'une irrégularité fonctionnelle qu'il est bon de rectifier.

Certaines personnes, par exemple, *ouvrent trop* la bouche et roulent trop les mots, tandis que d'autres, la tenant trop fermée, semblent hacher les syllabes.

Il en est qui parlent la gorge gonflée, en contractant les muscles du cou, ce qui détermine une certaine lourdeur de la prononciation.

Chez d'autres, c'est une *voix flottante*, qui fait que nombre d'éléments et de syllabes échappent à l'oreille. Parfois aussi le *timbre* est trop *élevé ou trop bas*. Souvent encore il s'agit d'une prononciation *mal assurée*, *inégale* ou *manquant de vitalité*, appelée *chevrotement*.

Grazzi, de Florence, en a justement énuméré les causes ; elles sont de deux ordres : les *unes anatomiques* (développement des piliers, végétations adé-

noïdes, élasticité moindre de l'appareil broncho-pulmonaire, fixation incomplète de l'appareil laryngo-
hyoïdien, tonicité musculaire insuffisante) ; les *autres
fonctionnelles* (respiration mal réglée, mauvaise éducation respiratoire).

Dans diverses *anomalies mentales*, la nature est im-
puissante à donner aux enfants certains éléments de
la parole.

Les uns, à certaines lettres, comme les linguo-pa-
latales *k*, *g*, *gn*, substituent les linguo-dentales *t*, *d*, *n* ;
d'autres n'ont pas dans leur alphabet les linguales *l*,
*r* ; il en est encore qui ne parviennent pas à distinguer l'une de l'autre les voyelles *o, ou, u*.

Ajoutons à cette énumération des troubles de la
parole les troubles occasionnés par les malformations congénitales ou accidentelles.

Dans les cas de *division du voile du palais et de la
voûte palatine*, l'articulation correcte de la plupart
des consonnes, et surtout des linguo-palatales *l*, *r*, *g*,
*gn*, *ill*, et des explosives, est impossible. De plus, on
constate un nasonnement très accentué, l'air s'échap-
pant par le nez. La parole est alors très confuse, presque inintelligible.

S'il existe un *bec-de-lièvre simple, ou double*, les
labiales *p*, *b*, *m* et les labio-dentales *f*, *v* sont très
défectueuses.

La prononciation des *linguo-dentales* est encore très

insuffisante lorsque manquent, même momentanément, les incisives et les canines.

Les *déviations de la cloison nasale*, les *végétations adénoïdes*, toutes les obstructions des fosses nasales, quelle qu'en soit la cause, peuvent provoquer le *nasillement*.

Enfin, nous devons faire rentrer dans les troubles de la parole les mauvaises habitudes qui créent les enrouements. qui brisent la voix en surmenant, en malmenant l'organe vocal : *la voix mal posée, la voix qui porte mal*, la *parole en dedans*, et autres imperfections qui sont autant de variétés de troubles de la phonation.

Nous ne saurions terminer notre exposé des troubles de la parole sans tout au moins citer ceux que l'on rencontre au cours de certaines affections nerveuses, ou maladies générales, troubles incurables, d'ailleurs, du fait de leur origine, par les procédés de rééducation que nous exposerons plus loin.

Dans la *chorée*, différents éléments de l'appareil vocal sont atteints. Les lèvres sont agitées de mouvements désordonnés, elles sont renversées en dehors ou entr'ouvertes, les commissures sont tirées de côté et d'autre, du fait de contractions spasmodiques. La langue est, de même, soumise à des mouvements incessants et involontaires. Le voile du palais, le larynx, le diaphragme, voient le jeu de leurs muscles troublé, ils sont indociles aux ordres des centres.

Chez ces sujets, la prononciation est difficile, le départ, l'émission du premier mot d'une phrase, de la première syllabe d'un mot, est un travail très laborieux. Certains sons deviennent impossibles, le débit est irrégulier, ralenti, ou, au contraire, accéléré. Le malade parle comme s'il avait la bouche pleine, il nasonne, s'arrête au milieu d'une phrase, pour recommencer à parler ensuite. La voix est souvent bitonale, des bruits divers se surajoutent parfois à la parole.

*Les tabétiques* sont fréquemment atteints d'aphonie, leur voix fausse tient à l'atonie des cordes vocales.

Dans la *maladie de Friedreich* et la *sclérose en plaque*, la parole est lente, traînante, saccadée, l'émission des mots et des syllabes est précédée d'une légère contraction, comme convulsive, des lèvres. Le *paralytique général* a une parole hésitante, traînante et empâtée.

Charcot définit la voix du *parkinsonien*, une parole saccadée « comme celle d'un cavalier sur un cheval lancé au trot ».

La *maladie des tics* est accompagnée d'écholalie.

Un débit lent, traînant, saccadé, une voix nasonnée ou gutturale, sont le fait de *l'athétose double*.

## DEUXIÈME PARTIE

# TRAITEMENT DES ANOMALIES DE LA PAROLE

# CHAPITRE V

## Considérations générales sur les moyens de remédier aux troubles de la parole.

Sommaire. — Examen médical du sujet. — Etat des voies
respiratoires. — Méthode de rééducation.

### Examen médical du sujet.

Avant d'entreprendre la correction et le traitement
des troubles de la parole, il est indispensable de procéder à l'examen médical du sujet.

Cet examen portera sur l'ensemble de l'appareil
respiratoire, et l'on s'efforcera de rechercher s'il
existe une cause pathologique qui a fait naître le
défaut, si la voie est libre ou obstruée, si le courant
d'air canalisé dans les conduits supérieurs (fosses
nasales, pharynx, larynx) pénètre aisément dans
l'arbre bronchique, et de là dans les poumons ; si le
geste respiratoire lui-même est bien rythmé et d'amplitude suffisante. En un mot on devra vérifier :

1° *L'état des voies conductrices.*

2° Le *jeu de la soufflerie pulmonaire.*

Si l'orthophonie permet de redresser un travers vocal, elle le fait d'autant mieux que l'appareil phono-articulateur est intact.

Aussi doit-on toujours rechercher méthodiquement, minutieusement, les troubles mécaniques et les troubles physiologiques au cours de l'acte respiratoire. Après avoir rétabli, ou constaté le fonctionnement normal de la respiration, l'orthophonie proprement dite intervient et exerce une influence heureuse sur le trouble vocal.

### Etat des voies respiratoires.

Les fosses nasales sont-elles bien développées, n'y a-t-il pas *atrophie des ailes du nez* ?

La respiration nasale, la seule physiologique (le fait a été surabondamment démontré), peut être gênée par *l'hypertrophie des cornets,* qui rétrécit les conduits nasaux, ou par des *polypes muqueux.*

Parfois un *traumatisme* ou une *lésion syphilitique* a obstrué le passage et amené un effondrement de la charpente osseuse des fosses nasales. D'autres fois une *crête,* un *éperon, une déviation de la cloison* oblitèrent, en partie ou en totalité, le canal nasal. Le pharynx peut être bourré de *végétations adénoïdes,* le voile du palais peut être soudé à la paroi postérieure du pharynx. Autant d'affections ou de troubles qui rendent difficile ou impossible la respiration par le nez et obligent à respirer par la bouche. Or, chacun sait tous les inconvénients de ce dernier mode de respiration ou mode auxiliaire. La respiration par la bouche ne doit être que supplémentaire, transitoire, elle ne saurait être adoptée d'une façon permanente sans causer des méfaits ; l'air n'est plus filtré comme il l'est au niveau de la filière nasale, chargé d'impuretés, il arrive trop sec ou trop humide, trop chaud ou trop froid, au niveau du pharynx. Celui-ci réagit par une inflammation passagère si ce mode de respiration est accidentel, sinon l'irritation gagne de proche en proche les tissus avoisinants, le larynx se congestionne, l'enrouement survient.

Rappelons enfin que si les nez oblitérés font les voix nasillardes, les végétations adénoïdes sont à la base de certains bégaiements, qui disparaissent lorsqu'on les a enlevées (Grossard).

*L'examen du voile du palais* est d'une importance capitale, on doit s'assurer qu'il n'y a pas de malformations, voir si l'on ne découvre pas d'adhérences, de cicatrisations vicieuses, contrôler la mobilité du voile. Le voile du palais peut être divisé, et la division peut même porter sur la voûte palatine, toutes malformations plus ou moins graves, plus ou moins étendues, qui peuvent aller de la simple bifidité de la luette à une division complète de la voûte palatine accompagnée de *bec-de-lièvre*.

Redisons l'intérêt de l'examen de la denture, étant

donné la gêne que provoque l'absence de certaines dents.

Cet examen préliminaire, toujours nécessaire, indiquera s'il y a une intervention à pratiquer. Certaines opérations peuvent améliorer, sinon corriger tout à fait, le trouble vocal, toujours la remise en état des organes rendra plus aisée la rééducation.

Nous avons déjà dit l'influence heureuse qu'a l'ablation des végétations adénoïdes sur certains bégaiements. Voici ce que dit le professeur Sebileau de la staphylorraphie : « Il ne faut pas croire, et je suis sûr que personne de nous ne croit, que quand nous avons opéré un malade de bec-de-lièvre compliqué, de 6 ou 7 ans, et à plus forte raison de 15 à 20 ans, nous en avons fini ; il s'en faut de beaucoup, nous en avons si peu fini que, lorsque nous avons fait une restauration parfaite suivie d'un beau résultat plastique, le malade parle d'habitude moins bien après qu'avant l'opération. »

Il ne faut point conclure de cette réflexion que l'opération est inutile ou contre-indiquée. La staphylorraphie remet les organes en état, prépare le terrain pour la rééducation, qui complétera l'œuvre chirurgicale.

Nous ne répéterons pas tous les avantages que l'on retire des petites interventions indiquées par l'examen du malade, il nous suffira de redire que l'intégrité de la voie nasale et des voies respiratoires est indispensable pour parler correctement.

C'est après remise en état de l'appareil phono-articulateur, lorsque le défaut reconnu exclusivement physiologique ne réside plus que dans de mauvaises pratiques, que l'on doit recourir à la rééducation de la parole.

Quel qu'il soit alors, le trouble fonctionnel qui fait obstacle au débit normal de la parole indique le but que doit poursuivre l'orthophonie.

Suivant les différents cas que nous avons essayé de grouper et de classifier, le but à poursuivre est de développer la puissance pulmonaire, de rétablir entre la respiration et la phonation l'harmonie qui peut faire défaut ; de fortifier et d'assouplir les organes articulateurs et de régulariser leur action. La rééducation procède en un mot à une remise au point du fonctionnement de l'instrument vocal pour obtenir une parole correcte et claire.

### Méthode de rééducation.

Toute méthode de rééducation physiologique, pour être efficace et salutaire, doit s'inspirer de la façon dont s'acquiert et se développe la faculté qui fait l'objet de cette rééducation ; lorsque cette faculté n'est pas arrêtée dans son essor et suit le cours normal de son évolution, les résultats sont en rapport direct avec les moyens naturels auxquels il est fait appel.

Fidèles à ce principe, nous nous conformons, dans

notre système de rééducation vocale, à la loi naturelle qui préside à l'acquisition et au développement régulier de la parole chez l'enfant.

Or, observons ce qui se passe dès le berceau. La faculté verbale ne se manifeste pas spontanément ; elle naît, s'accroît, s'harmonise, suivant une marche lente et progressive. La voix, d'abord faible, flottante et sans modulation, s'affirme peu à peu plus forte, plus intense et plus harmonieuse à mesure que se développe la capacité respiratoire et que s'établit une solidarité plus étroite entre la respiration et la phonation. La prononciation vague, confuse et hésitante au début, se révèle progressivement nette, distincte et mieux assurée, à mesure que les organes articulateurs sont plus souples, plus déliés, mieux instruits, mieux assouplis, se livrent à leur activité musculaire avec plus de liberté et de vigueur. Exercés d'abord séparément, ces mêmes organes participent ensuite à des mouvements d'ensemble, après de multiples essais, des tâtonnements répétés, au cours desquels ils acquièrent réellement toutes leurs qualités de dextérité, de précision, d'énergie musculaire.

Enfin, après avoir été maladroits, incertains, véritables apprentis s'initiant à leur métier, les organes phonateurs et articulateurs ne se trouvent définitivement et normalement entraînés que dans la mesure où leur action respective, en vertu de leurs relations sympathiques, contribue au phénomène physiologique complexe dont ils sont les facteurs.

Tous les rapports physiologiques entre la respiration et la phonation d'une part, entre les différents organes constituant les touches du clavier vocal, lèvres, langue, dents, voile du palais, d'autre part, se coordonnent et s'équilibrent sous le contrôle de l'appareil auditif et sous *l'influence de la mesure et de la cadence.*

La mesure et la cadence sont données d'abord par la respiration, ensuite par la modulation, l'accentuation de la syllabe, du mot et de la phrase.

Depuis la respiration, qui est le rythme essentiel et primordial de la phonation, jusqu'à la parole nettement articulée, en passant par le balbutiement vocal, le premier bégaiement enfantin, les syllabes ébauchées du premier langage, les premiers mots déformés et mal assurés, tout se manifeste, s'affirme, s'harmonise en des mouvements mesurés et rythmés.

Ajoutons à ces remarques que la parole est une faculté naturelle et instinctive. Normalement guidé par l'instinct seul, l'enfant doit arriver à acquérir un langage correct, mais la fonction vocale est complexe et des influences variables peuvent survenir, quelquefois très minimes, qui troublent l'établissement du langage articulé et sa parfaite correction. Des principes bien établis sont indispensables pour bien parler comme pour bien respirer, il faut s'y soumettre pour causer correctement. Trois de nos sens concourent à la perception de toutes les manifestations de la parole. L'ouïe, qui enregistre les sons et bruits que produit la voie articulée, la vue, qui observe les positions et les mouvements divers des organes articulateurs ; le toucher, qui perçoit les vibrations. Utiliser ces divers sens est tout indiqué pour la rééducation.

Chez les sujets atteints de troubles vocaux, l'ouïe semble insuffisante, incapable de distinguer certaines nuances. Il est donc tout naturel d'avoir recours aux sens accessoires, vue et toucher, et de se livrer alors à une éducation complète et méthodique des appareils respiratoire et vocal.

# CHAPITRE VI

## Des exercices de rééducation.

### Première série d'exercices.

SOMMAIRE. — Classification des anomalies. — Les divers exercices de rééducation. — Deux séries d'exercices. — *Première série d'exercices* : *a*) L'acte respiratoire ; *b*) Exercices de gymnastique respiratoire. Exercices de gymnastique des divers segments de l'appareil phono-articulateur (gymnastique buccale et labiale, gymnastique linguale, éducation du voile du palais, culture de la voix) ; *c*) Gymnastique musculaire de coordination.

**Classification des anomalies.** — Puisque la correction des anomalies de la parole réside tout entière dans une rééducation physiologique rationnelle et méthodique des fonctions respiratoires et de la faculté vocale, quels sont donc les moyens à mettre en œuvre pour rendre à la parole toutes les qualités requises de *netteté, précision, aisance, sonorité, timbre*?

Suivant leurs symptômes spécifiques, les anomalies du langage peuvent se classer en quatre grands groupes :

1° Les *défauts de voix* :

Voix infantile,

Raucité vocale,

Nasillement,

Voix mal posée,

dus à des troubles dans les rapports entre les fonctions respiratoires et les fonctions vocales.

2° Les *troubles de l'élocution* :

Balbutiement,

Bredouillement,

dus à une faiblesse de l'organisme et à un défaut de
réglage.

3° Les *vices de prononciation* :

Zézaiement,

Grasseyement,

Mutacisme,

Chuintement,

Lambdacisme,

Rotacisme,

Retard de langage, etc.

dénommés parfois sous le terme impropre et général
de *blésités*, dus au manque d'harmonie dans le jeu
des organes articulateurs.

4° Le *bégaiement* qui a des points communs avec
ces différents groupes de défauts, selon ses causes et
ses aspects, c'est-à-dire suivant qu'il est dû à une
respiration défectueuse ou à des contractions musculaires spasmodiques des organes vocaux et articu-

lateurs, langue, voile du palais, lèvres, cordes vocales, etc.

D'après cette division, on peut distinguer deux catégories d'exercices destinés à rétablir l'intégrité vocale. Ceux qui ont pour but de réagir contre une mauvaise fonction respiratoire, ceux qui se proposent de lutter contre un trouble fonctionnel, résultant d'un manque d'harmonie entre les divers organes qui président au mécanisme de la parole. Dans l'un comme dans l'autre cas, les causes étant bien établies et bien définies, le sujet est soumis soit aux exercices de *gymnastique respiratoire*, soit aux *exercices de rééducation* proprement dits, *mais le plus souvent les deux genres d'exercices doivent être combinés et coordonnés suivant la nature du trouble.*

**Les divers exercices de rééducation.** — Afin de donner une idée d'ensemble plus pratique, plus précise, plus complète, des moyens d'action que nous allons exposer, nous croyons utile de résumer en un tableau d'ensemble la série des *exercices méthodiquement gradués*, appelés les uns ou les autres, suivant les cas, à la restauration partielle ou totale de l'instrument vocal.

Ces exercices peuvent être divisés en *deux séries.*

La *première*, qui a pour but la mise au point des organes articulateurs, comprend :

1º Les *exercices de gymnastique respiratoire* destinés

à développer, faciliter, régulariser la respiration, pour les besoins de la parole.

2° Les *exercices de gymnastique de divers segments de l'appareil phono-articulateur : lèvres, langue, voile du palais ; culture de la voix.*

3° Les *exercices de gymnastique musculaire de coordination* (ayant pour but d'assouplir et de discipliner les organes buccaux).

Viennent ensuite les exercices qui ont pour but de fixer l'habitude nouvelle et la correction du langage.

Ce que l'on a obtenu par la volonté doit être indépendant de celle-ci ; en un mot, les phénomènes conscients doivent passer à l'état de *réflexes* ; l'imprégnation des centres nerveux doit être définitive.

Cette *deuxième série* d'exercices de rééducation comprend :

1° Les *exercices de vocalisation* (étude et correction. des voyelles et des diphtongues).

2° Les *exercices d'articulation* (consonnes et phonèmes).

3° Les *exercices de syllabation et de combinaisons syllabiques* (étude progressive et rationnelle d'assouplissement et d'entraînement).

4° Les *exercices de prononciation de mots* (attaque, liaison des syllabes, accentuation, terminaison).

5° Les *exercices d'élocution*, de *phrases dictées* (attaque, arrêts, coupures, liaison des mots, ponctuation, accent tonique).

6° Les *exercices de conversation*.

7° Les *exercices de lecture à hau te voix* (respiration, coupure, ponctuation, intonation, etc.).

8° Les *exercices de récitation et de diction*.

## PREMIÈRE SÉRIE D'EXERCICES

### I. — L'acte respiratoire et les exercices de gymnastique respiratoire.

Tout d'abord, chez le sujet en observation, nous chercherons à voir comment s'accomplit l'acte de la respiration proprement dite, aux deux temps, c'est-à-dire à l'inspiration et à l'expiration. Naturellement, dans tous les cas il faut s'assurer du bon fonctionne ment de la soufflerie pulmonaire, et l'on ne saurait trop recommander aux estropiés de la parole de se soumettre, chaque jour, à la pratique d'exercices de gymnastique respiratoire.

L'examen de la soufflerie pulmonaire nous montre qu'il peut y avoir :

Ou insuffisance respiratoire et diminution de la capacité de respiration.

Ou que la soufflerie dont on dispose est convenablement développée, que le souffle respiratoire est abondant, mais mal utilisé.

Dans le premier cas, l'examen du thorax, la mesure

de la capacité thoracique seront d'un précieux secours
pour se rendre un compte exact de l'insuffisance respiratoire. On instituera alors des exercices de respiration qui, bien combinés, heureusement choisis et
régulièrement accomplis, donneront rapidement, surtout chez le jeune enfant, un développement sensible
et suffisant de la cage thoracique, et par là, une aug-
mentation de la capacité pulmonaire. Nous n'entrerons pas dans le détail des exercices, ne voulant pas
faire ici un exposé de gymnastique respiratoire.

Disons seulement que quelques exercices, très simples, suffiront. Les séances seront fréquentes, mais de
courte durée, pour ne pas fatiguer le sujet, elles
doivent être très brèves principalement au début ;
surtout elles seront faites régulièrement et devront
avoir lieu à jeun, le corps libre de toute entrave, c'est-
à-dire débarrassé de tout vêtement constricteur. La
respiration au cours de ces exercices devra se faire
suivant les règles que nous avons déjà exposées
d'autres fois et que nous rappellerons tout à l'heure.
On trouve exposés dans tous les manuels de gymnastique respiratoire des séries d'exercices à faire.

La respiration doit être *nasale*, mais encore la dilatation thoracique à l'inspiration doit se faire suivant
certaines règles : toute la cage thoracique doit se dilater, tout le poumon doit respirer, mais le maximum
d'amplitude doit porter sur la base du thorax. Le type
respiratoire doit être costal inférieur, avec un travail

modéré du diaphragme ; ce muscle est un précieux auxiliaire, à condition de n'être qu'un auxiliaire des autres muscles ; il ne doit pas agir isolément. La respiration costale supérieure donne une quantité d'air insuffisante, la respiration uniquement diaphragmatique amène un déplacement trop grand de ce muscle et refoule les viscères abdominaux, d'où ptose et ses conséquences. Elle a aussi l'inconvénient d'être trop exclusive, de ne mettre en jeu qu'un seul muscle et de négliger l'action des autres muscles inspirateurs et expirateurs (appelés à remplir un rôle important dans la voix parlée et chantée), qui sont des modérateurs, des doseurs d'air expiré. C'est donc par l'harmonie complète des différents groupes musculaires qui règlent le jeu de la respiration que l'on obtient le meilleur résultat : capacité pulmonaire suffisante et acte respiratoire normal et régulier.

Nous conseillons un traitement général, que l'on doit savoir faire varier suivant les cas, car il est impossible de fixer des règles immuables.

La rééducation respiratoire doit, comme toute rééducation, procéder du simple au composé. L'inspiration toujours nasale sera séparée de l'expiration par un temps d'arrêt ou pause (1). On accomplira des exercices ayant pour but de régulariser le rythme.

Voici quelques exemples d'exercices :

(1) Cette remarque a une grande importance, et nous aurons l'occasion d'y revenir.

**Exercice**. — Debout, en bonne position, c'est-à-dire les talons joints, les épaules effacées, la tête haute, on fera :

1° Une inspiration lente et profonde. — Pause à la fin de l'inspiration, — puis une expiration brusque.

2° Inversement, inspiration brusque, — pause, — expiration lente, régulière, sans saccades.

3° Faire enfin, et surtout, des inspirations lentes et profondes, — pause, — suivie d'expiration très lente également.

Se livrer à cette gymnastique très simple cinq minutes seulement, trois ou quatre fois par jour.

On passera ensuite à des exercices un peu plus compliqués, qui doivent être, tout au moins au début, surveillés ou par le médecin, ou par une personne familiarisée avec les exercices respiratoires. On a préconisé le décubitus dorsal sur une table ou sur un lit dur, pour faire dans cette position des exercices respiratoires. Nous ne croyons pas indispensable d'adopter d'une manière exclusive cette méthode. On peut éventuellement la mettre en pratique, mais la station debout sera la plus fréquemment employée. D'ailleurs, nous l'avons dit au début, l'efficacité des moyens employés est presque toujours en rapport avec leur naturel et leur simplicité.

Comme il s'agit, dans la plupart des cas, d'enfants ou d'adolescents, on doit conseiller des exercices qui ont pour but à la fois de développer la cage thoracique et d'établir le type de respiration costal inférieur.

Adoptant toujours la position prescrite plus haut, le sujet soulève le coude, de façon à le placer dans le prolongement des épaules, l'avant-bras fléchi sur le bras, la main à la hauteur des clavicules ; il fait une longue inspiration, en défléchissant l'avant-bras qui vient en prolongement du bras en position horizontale et transversale. — Pause. — Le thorax doit bomber à sa partie inférieure, la partie sus-ombilicale de la paroi abdominale rentre légèrement, la partie inférieure bombe un peu. L'expiration se fait lentement en ramenant l'avant-bras dans la position première, c'est-à-dire en flexion, les coudes restant toujours à la même hauteur.

**Autre exercice.** — Dans la position de « fixe », le sujet élève (en inspirant) les bras latéralement à la hauteur des épaules, — pause, — puis expire lentement en abaissant les bras.

On peut faire varier ces exercices à l'infini, en adjoignant des mouvements combinés des jambes et du pied, des mouvements de tension et de flexion ou d'extension du tronc.

L'élévation sur la pointe des pieds fortifie la sangle abdominale, qui se contracte dans ce mouvement.

Ces exercices n'ont pas uniquement pour but de développer la soufflerie. Ils doivent être étroitement liés aux exercices de rééducation. La gymnastique respiratoire, en effet, assouplit, discipline les organes phonateurs, elle les développe, délie leurs mouvements, leur donne cette mobilité qui leur permet de se plier au travail complet qu'exige d'eux la parole articulée. Elle les entraîne à cette mesure rythmée et cadencée si nécessaire dans la correction des vices de prononciation. Nous en reparlerons en décrivant les exercices de rééducation.

## II. — Exercices de gymnastique des divers segments de l'appareil phono-articulateur.

Les voies respiratoires en bon état, la respiration bien réglée, il nous reste à faire appel aux exercices de rééducation proprement dits, pour corriger le trouble que l'on veut faire disparaître.

Le professeur indique les exercices à suivre et, par l'exemple, le geste, explique les différentes positions de la langue, des mâchoires, des lèvres par rapport aux dents, quelle doit être l'ouverture de l'orifice buccal, le jeu du voile du palais, l'exacte tension des muscles des lèvres, les contractures musculaires anormales et grimaçantes à éviter ; en un mot, il contrôle l'ensemble des actes à redresser, actes qui constituent des tares fonctionnelles de la faculté verbale.

Dans tous les cas de vices de prononciation, quelle qu'en soit la cause et la nature, on soumet les orga-

nes articulateurs, d'abord *isolément*, à une gymnastique particulière destinée à les assouplir, à les discipliner ; on s'adresse à l'un ou à l'autre des groupes
musculaires, suivant le défaut à corriger.

**Gymnastique buccale et labiale**. — Pour les muscles dilatateurs et constricteurs de l'orifice buccal,
on fait ouvrir et fermer la bouche, on fait exécuter à
la mâchoire inférieure des mouvements rapides
et variés de va-et-vient, de droite à gauche, d'avant en
arrière. Pour les lèvres, on les fait s'écarter, se rapprocher, se serrer l'une contre l'autre, avec plus ou
moins de force, se distendre dans le sens horizontal et
dans le sens vertical, s'appliquer contre les dents,
puis contre les gencives, en éloignant progressivement les commissures ; on leur fait, en un mot, exécuter tous les mouvements capables de développer
leur énergie musculaire et de leur apprendre toutes
les positions voulues et raisonnées, nécessaires à
l'émission des éléments phonétiques.

**Gymnastique linguale**. — Le rôle de la langue est
d'une importance capitale dans la prononciation ; ce
que devient la parole articulée dans le cancer de la
langue, par exemple, nous le prouve. Nombre de défauts, ainsi que nous l'avons vu dans l'énumération
des causes, sont dus à une anomalie, organique ou
fonctionnelle, de la langue. Aussi convient-il d'insister particulièrement sur les exercices susceptibles de
lui rendre l'intégrité de ses mouvements. On la fera

s'allonger, se raccourcir, s'enfler, s'aiguiser, s'arrondir, s'aplatir, se raidir, se tourner, se plier, s'arc-bouter sur les dents, s'appliquer contre le voile du palais ou la voûte palatine ou le bord des gencives, s'avancer contre les lèvres ou contre les commissures.

**Education du voile du palais.** — L'éducation du voile du palais relève en partie de la gymnastique respiratoire, que nous exposons d'autre part. En respirant par la bouche et le nez alternativement, on fait relever et abaisser le voile du palais, qui acquiert ainsi plus de souplesse et de mobilité. Mais il est des cas, comme la *voix nasale* par exemple, où l'*altération vocale* résulte de la perforation de la voûte palatine et persiste après la *staphylorraphie* ; il y a alors nécessité de procéder à une rééducation un peu particulière du voile, afin d'en préciser, d'en modifier, d'en affermir le jeu.

Dans le cas que nous venons de citer, il importe d'amener le sujet à expirer franchement par la bouche, à savoir diriger le jet expiratoire par l'orifice buccal. Nous savons, en effet, que la voix est naturelle seulement, si le courant d'air qui lui donne naissance sort par la bouche. Pour exercer le voile du palais, contrôler son action, amener l'expulsion buccale du souffle il est différents moyens. Signalons tout d'abord celui qu'on est convenu d'appeler le *coup de glotte* et qui consiste à émettre brusquement en une secousse du gosier, et en tenant la bouche bien ouverte, soit le son vocal *a*, soit la consonne *k*. Dans l'un comme dans l'autre cas, ce mouvement brusque, énergique, provoque souvent le passage du souffle par la voie buccale, remédiant ainsi à l'émission nasale.

Une autre pratique procède du *moindre effort* par le *balbutiement*. Elle est non moins recommandable et non moins efficace que celle qui précède, bien qu'opposée ; qui aussi telle réussit avec certains malades, échoue avec d'autres et réciproquement. Cela dépend ou des dispositions du sujet ou de ses moyens d'adaptation, ou encore du tour de main du praticien. Nous aurons l'occasion de reparler plus loin du *balbutiement*.

Un autre moyen qui nous donna souvent des résultats, c'est la respiration buccale à l'inspiration et à l'expiration, les lèvres très rapprochées dans la position correspondante à *u*. Le canal se trouvant ainsi rétréci, le sujet a une sensation plus nette du souffle inspiré et expiré.

Pour faciliter, contrôler et rétablir la fonction respiratoire par la voie buccale, il est enfin des procédés mécaniques variés, auxquels nous sommes contraints presque toujours d'avoir recours, et qui sont même indispensables, ne serait-ce que comme exercices préliminaires et d'initiation.

Citons, en premier lieu, la respiration buccale au moyen d'un tube. Nous faisons respirer le sujet à travers le tube d'une plume d'oie par exemple. Le frottement de l'air contre les parois du tube produit un bruissement particulier, qui révèle si l'expiration se fait bien uniquement par la bouche, sinon, par une légère pression des narines, on oblige le souffle à prendre la voie buccale et à passer tout entier par le tube de la plume.

Pour le guider dans cette pratique, le malade a, d'autre part, la sensation de l'air demeuré froid qui lui indique comment il doit s'y prendre pour produire les mouvements inspiratoires et expiratoires par la bouche,

A ce moyen, ajoutons les suivants :

A l'aide d'un petit miroir placé sous les narines, faire constater la présence de buée sur la glace, alors qu'il ne doit pas s'en produire si la respiration est uniquement buccale.

S'exercer à gonfler des petits ballons. Eteindre des bougies à une distance de plus en plus grande.

S'exercer à siffler avec ou sans sifflet.

Faire en soufflant rouler une bille placée dans une rainure ou sur un plan incliné.

Faire des bulles de savon.

Boire à l'aide d'un chalumeau de paille.

**Culture de la voix.** — Nous n'insisterons pas sur l'intérêt qu'il y a, dans toute rééducation de la parole, de fixer le diapason de l'organe qui sert à l'émission de la voix. Ceci, bien que du domaine de la voix chantée, ne doit pas nous laisser indifférents, et l'on adjoindra dans certains cas quelques exercices de vocalises qui, en assouplissant les cordes vocales, permettent une émission plus intense, plus claire, plus sonore. La culture de la voix, enfin, apprend au sujet à emmagasiner du souffle et à ne le dépenser qu'avec une certaine modération : les exercices respiratoires en sont l'utile adjuvant, et le·sujet en traitement, grâce à ceux-ci, familiarisé avec les divers modes de gymnastique buccale, labiale, arrive à coordonner tous ces mouvements pour la meilleure émission de la voix.

### III. — **Gymnastique musculaire de coordination.**

Lorsque chacun des organes qui concourent à la formation des éléments de la parole est parvenu, à la suite d'une gymnastique particulière, à triompher de l'inertie ou de la maladresse qui le mettait en défaut, il est nécessaire de procéder à une rééducation des *mouvements d'ensemble* de ces mêmes organes, afin d'établir entre eux les rapports normaux que des causes diverses ont détruits ou annihilés.

On soumettra donc à une action combinée *la mâchoire inférieure, les lèvres, la langue, le voile du palais,* on reproduira les positions et les mouvements correspondants aux différents éléments phonétiques.

On fera ouvrir la bouche comme pour l'émission du son fondamental *a*, et on en fera modifier graduellement l'ouverture dans le sens vertical, puis dans le sens horizontal. Partant de la position de *a*, on fera s'arrondir les lèvres comme pour *o*, se rapprocher encore comme pour *ou*, puis s'écarter aux commissures comme pour *é, è, i.*

On les fera ensuite se serrer l'une contre l'autre, à des degrés différents comme pour les labiales, se détacher des arcades dentaires comme pour les chuintantes, on fera placer la lèvre inférieure sous les incisives supérieures comme pour produire *f, v.*

Viennent ensuite les mouvements combinés de la *langue.* On la fera s'appuyer contre les incisives supérieures et se retirer brusquement comme pour produire *t, d, n* ; s'appuyer à la base des incisives inférieures et s'élever dans sa partie médiane avec écartement des lèvres comme pour *è, é, i* ou *s, z*, avec avancement des lèvres et rapprochement des commissures pour *eu, u.*

Gonfler la langue dans sa partie postérieure et l'adosser contre le voile du palais pour *k, g, gn.* Elever la pointe de la langue vers le palais pour *l* ; s'exercer à la faire vibrer en partant du bruissement labial *b'b'b'b'b'b* répété vivement, pour arriver au mouvement plus caractérisé *brrr, brr, brrr,* ou en partant du ronflement rauque *kr, kr, kr,* parvenir à un ron-ronnement guttural plus prolongé, se rapprochant du bruit qu'on fait entendre en se gargarisant, *grrr, grrr, grrr.* En un mot *familiariser la langue avec tous les mouvements que lui impose la prononciation.*

# CHAPITRE VII

## Principes généraux et pratiques pour le traitement des anomalies.



**Emploi de la glace et contrôle de la vue et du toucher.** — Dans ces exercices de coordination destinés à régler la conduite des muscles dans leurs mouvements physiologiques, c'est autant sur la manifestation sonore que sur le fonctionnement de l'organisme articulateur que doit porter l'attention du sujet. Celui-ci, placé devant une glace, observe attentivement la mimique du rééducateur, graduellement il associe aux sensations auditives, aux impressions visuelles, les sensations tactiles. Le sujet s'essaie à reproduire ces manifestations en les contrôlant sur lui-même. Cette pratique éclaire et fixe le souvenir de la prononciation de tel ou tel son. Telle articulation qui semblait échapper .au contrôle de l'oreille est distinguée par l'œil et le toucher, qui en donnent une impression nette et précise.

Mais il ne suffit· pas de redresser un défaut, ce qui s'obtient aisément, il faut lutter contre la mauvaise habitude contractée dès l'enfance, et toute la difficulté tient dans ces termes : fixer la correction.

**Des moyens pour fixer la correction.** — Les positions à donner, les mouvements à imprimer aux organes buccaux, l'émission des éléments se font suivant telle ou telle indication ou d'après telle ou telle démonstration. Le fonctionnement normal et régulier de l'appareil vocal, avant d'aboutir au *phénomène réflexe*, est soumis à l'action de la volonté. Pour attirer et retenir l'attention du sujet, il est indispensable de recourir à des artifices (moyens de rappel et de répétition, exercices factices, gestes rythmés, suggestion) capables d'exercer une action stimulatrice et favorable sur la mémoire musculaire. Les moyens à mettre en action, parallèlement aux procédés techniques bien ordonnés dans la *rééducation physiologique* de la parole, sont multiples, ils dépendent de l'ingéniosité personnelle du maître, de son expérience professionnelle, de son tour de main particulier. Ils poursuivent un triple but : *entretenir* la volonté, l'effort, la réflexion chez l'élève, *régler* et *maintenir régulières* ses fonctions vocales, *rétablir l'accord sympathique entre les centres et les organes d'exécution.*

Cet ensemble de procédés méthodiques et rationnels, unis à des moyens un peu artificiels, constitue *toute notre méthode de rééducation*. Elle se trouve définie dans l'exposé suivant : « Le but à atteindre est de fixer l'attention du sujet, et une fois cette attention attirée, de répéter les exercices d'une façon méthodique jusqu'à ce qu'une association soit établie dans son esprit entre l'excitation sensitive ou sensorielle et la réponse motrice qu'on lui demande » (Belot).

**Rôle du toucher.** — S'agit-il, par exemple, des exercices ayant pour objet de préparer la correction de la voix nasale, les perceptions tactiles du souffle recueillies en plaçant les doigts à l'orifice des narines ou à l'ouverture buccale, rétrécie et arrondie en forme d'*O*, exerceront un contrôle efficace sur le mode d'expiration ; la sensation perçue en sera un des meilleurs critériums.

Dans d'autres cas, en touchant du doigt les lèvres, les joues, la gorge, le nez, le front, le menton, l'ouverture buccale, le sommet de la tête, etc., on se rendra mieux compte que par toute autre démonstration du degré de tension musculaire des organes, de la pression labiale, de l'intensité du souffle vocal, de la direction du courant d'air, du mode et du siège des vibrations, toutes choses qu'il est nécessaire que le sujet observe, compare, reproduise, pour ramener à l'harmonie fonctionnelle.

Chabert 7

C'est le toucher qui indiquera et dénoncera toutes les erreurs du langage articulé : rapprochements et déplacements anormaux, contractions exagérées, raideurs excessives, aussi bien que mollesse, relâchement ou inertie des muscles. Il offrira les moyens les plus sûrs de rectifier l'excès ou l'insuffisance, de ramener le degré de tension convenable, la coordination et l'équilibre entre les différents organes qui participent à la fonction verbale.

En un mot, le toucher est un auxiliaire des plus utiles, un indicateur précis dans la généralité des cas.

**Importance de la mesure et de la cadence.** — Dans la pratique de *la rééducation*, autant que celle du toucher, s'impose l'intervention de la mesure et de la cadence.

*Le rythme.* — Il ne s'agit pas, en l'espèce, d'apprendre au sujet en traitement l'art de la diction ; le *rythme* que nous introduisons dans notre système de restauration de la parole, et tel qu'il doit participer au succès de notre méthode, a pour but de favoriser les rapports entre toutes les fonctions se rattachant à la faculté verbale et d'assurer le libre et parfait exercice de cette faculté.

Nous n'envisageons pas ici, en effet, le rôle des professeurs de diction, nous faisons œuvre de simples accordeurs de l'instrument vocal. Nous nous bornons à en réparer les imperfections et à en redresser les parties faussées, pour en régler ensuite les fonctions régulières, mettre en harmonie les différents rouages.

La mesure et la cadence, qui règlent et dirigent les exercices de rééducation, sont indiquées soit à l'aide du métronome, soit au moyen d'un geste de la main, d'un signe de tête, d'une pression sur le bras ou sur l'épaule du sujet. Le métronome nous paraît exercer une influence moins puissante que le geste, qui, lui, marque mieux l'attaque, la durée, l'arrêt, l'accentuation, etc., de l'acte physiologique. Le geste relève l'effort et la volonté qui auraient tendance à faillir. Ainsi compris et obtenu, le rythme est en quelque sorte un tuteur qui intervient à la fois comme guide et comme contrôle. Il provoque l'énergie, retient et fixe l'attention. Il n'y a d'ailleurs rien d'artificiel dans son emploi. Le rythme, nous l'avons déjà dit, est un des principes fondamentaux qui préside à la formation et au développement de la parole. N'est-il pas dans la respiration, qui est le rythme essentiel et primordial de la parole, ainsi que dans la syllabation, l'émission des mots et enfin dans le mode de distribution des accents toniques au cours de la phrase. Le *rythme* se retrouve dans tous les exercices de rééducation et participe à leur succès. Il contribue à rétablir l'équilibre, à fixer les liens de solidarité qui doivent exister entre les divers organes qui règlent l'émission de la parole.

Il affermit les mouvement hésitants, réprime les

contorsions faciales, les tensions musculaires anormales.

Il devient pour la mémoire musculaire ce que l'oreille est pour la mémoire auditive, c'est-à-dire le *régulateur*.

Moyen mnémotechnique dont l'influence suggestive est puissante, la gymnastique rythmique exerce une influence considérable sur l'accord vocal.

*Le geste*. — Lorsqu'il s'agit d'un exercice mécanique d'assouplissement et de discipline des organes, le rythme se borne, guidé par un *simple geste physique*, à une répétition soit de l'acte respiratoire, soit d'un exercice de vocalisation ou d'articulation, suivant une mesure plus ou moins lente ou plus ou moins accélérée.

Le rythme, par contre, ira parfois jusqu'à la modulation de la voix sur une sorte de rythme musical à retour périodique ressemblant au chant. L'action sur les centres de coordination est alors plus puissante.

Lorsque nous avons *affaire*, sinon à des musiciens, du moins à des personnes ayant quelques notions de la cadence musicale, l'application de nos exercices rythmés s'en trouve facilitée et les résultats sont meilleurs et plus rapides. Mais s'il s'agit de sujets sourds aux accents mesurés et rythmés de la musique, il est nécessaire de les y initier. On leur apprend simultanément à battre la mesure avec le pied ou la main et à compter à mesure qu'ils marquent chaque temps.

1. 2.
1. 2. 3.
1. 2. 3. 4.
1. 2. 3. 4. 5.

On fera compter ainsi jusqu'à 10, très lentement d'abord, puis, graduellement, de façon plus rapide.

Pour ne pas compliquer les difficultés de ce premier exercice d'initiation et d'entraînement, le sujet se contentera, au début, de compter les temps indiqués par le geste de l'éducateur, puis il marquera lui-même la mesure soit avec la main, soit avec le pied. Enfin, lorsqu'il sera familiarisé avec ces premiers essais, le sujet appliquera ces mêmes principes pratiques aux exercices de respiration, s'il y a lieu, aux exercices de rééducation musculaire et physiologique, de vocalisation, d''articulation, ainsi que nous le verrons plus loin. Sachant obéir au geste, il suffira alors, pour rappeler le sujet au sentiment de la mesure, du temps et de la pause, d'un simple signe conventionnel. Ce qui importe, c'est que le geste, auquel il doit spontanément obéir, soit ferme, énergique, de même que la volonté persuasive de l'éducateur doit s'imposer au sujet, il faut maintenir en éveil l'attention et stimuler l'effort.

S'agit-il de la *gymnastique respiratoire* ? Le signe adopté interviendra pour régler l'attitude préparatoire au mouvement respiratoire, l'attaque, la durée de l'inspiration, l'arrêt, la pause ; puis l'expulsion lente ou brève, à jet continu, ou par saccade, de la colonne d'air.

*Dans la rééducation musculaire*, le geste interviendra pour stimuler et diriger le jeu des organes et en régler l'action musculaire. Il indiquera le départ, l'arrêt, la répétition, la durée, la lenteur ou la brièveté d'un mouvement. Le degré de pression dans le contact des organes, la puissance des contractions musculaires qu'il convient d'atténuer ou d'accentuer, toutes ces nuances seront indiquées par le geste.

S'il s'agit de la *culture de la voix* ét de la *restauration de certaines voyelles*, le geste s'interposera pour provoquer les mouvements respiratoires, la production de la voix, l'effort des muscles inspirateurs, l'intensité ou la modération du son vocal, il marquera la tenue du son, l'émission successive sur un même ton ou sur des tons divers, le passage de la voix chuchotée à la voix haute et réciproquement.

En un mot, le geste indiquera le plus ou moins grand effort à produire pour obtenir les effets vocaux que l'on cherche à acquérir par les exercices de rééducation et qui doivent rendre à la voix toutes ses qualités.

Dans les *exercices d'articulation*, le geste a un rôle tout aussi stimulant, tout aussi efficace.

**Action simultanée du geste et du toucher.** — Nous tenons à répéter encore que, pour le succès du traitement, il importe que cette double intervention du geste et du toucher exerce une influence psychique, ait la plénitude de son action sur la mémoire motrice.

Ces deux éléments : geste et toucher, sont deux facteurs indispensables à la pratique de la rééducation. Devant la glace le sujet perçoit l'action des organes de l'éducateur, il s'applique à l'imiter en s'aidant en même temps des sensations tactiles ; celles-ci lui permettent de saisir toutes les subtilités du déplacement des organes et des vibrations musculaires. Les sensations tactiles donnent à l'élève la notion exacte des positions et des contractions de son appareil articulateur.

Sous le contrôle du toucher, les organes vocaux acquièrent, par l'effet des exercices de rééducation, gymnastique respiratoire, vocale, bucco-musculaire, l'ensemble des qualités jugées nécessaires, c'est-à-dire la souplesse, la dextérité, la docilité, la subordination. En même temps, le geste intervient, il dirige l'effort, maintient l'attention, *crée l'habitude.*

**Du dérivatif.** — Parmi les moyens d'ordre physiologique auxquels doit faire appel le rééducateur, il convient de citer le *dérivatif.* Ce moyen consiste à détourner les organes de leurs mouvements anormaux, en provoquant momentanément une autre incorrection de prononciation, qui amène une action musculaire contraire. On crée ainsi, avec une anomalie nouvelle, une impression opposée, qui se substitue à la première ; mais cette anomalie s'efface ensuite facilement, en raison de la non-accoutumance, pour faire place à l'impression normale résultant du rétablissement des fonctions régulières.

Ce procédé nous a presque toujours réussi pour la correction du *chuintement*. Il suffit d'apprendre au sujet à bégayer. Une fois le résultat obtenu, un léger déplacement de la langue, comme il sera indiqué plus loin, amène la correction du défaut.

A cette pratique se rattache aussi le moyen par l'absurde ou par exagération, qui consiste à contre-faire le défaut, ou à accentuer les manifestations de l'anomalie perceptibles à la vue ou au toucher, de façon à mettre en opposition plus sensible les fonc-tions irrégulières et les fonctions normales.

Qui connaît, d'autre part, l'influence prodigieuse de l'exemple comprendra les heureux effets que celui-ci peut avoir également sur la rééducation. Pour en tirer parti, l'éducateur adopte au cours de son traitement, dans ses démonstrations, ses explications, sa conversation, le mode d'expression qui doit le plus impressionner l'élève. Il exagérera la lenteur de son débit avec ceux qui bredouillent, le martellement des syllabes avec ceux qui chuchotent ou articulent mollement, les mouvements d'inspiration avec les bègues, l'accentuation des éléments soumis à la correction, de manière à agir sur l'oreille distraite du sujet.

Des considérations qui précèdent se dégagent nombre d'exercices et de conseils pratiques constituant une direction dans la manière d'appliquer les principes d'une bonne rééducation et d'une parfaite hygiène vocale.

# CHAPITRE VIII

## Exercices de rééducation.

### Deuxième série d'exercices.

SOMMAIRE. — Exercices de vocalisation. — Exercices d'articulation. — Exercices de syllabation. — Des mots. — De la
phrase. — De la dictée. — De la lecture à haute voix. —
De la conversation. — De la récitation.

Obtenir la rectification d'un élément défectueux
ne présente en général aucune difficulté pour un
éducateur expérimenté. Le difficile est de substituer
la bonne habitude à la mauvaise. Pour y parvenir
il faut des exercices aussi nombreux que variés, in-
génieusement gradués, combinés et répétés suivant
un certain mode.

Synthétiser les mouvements musculaires, arriver
à créer le réflexe qui fixe définitivement le nouveau
mode d'élocution, tel est le but que doivent maintenant poursuivre les exercices de rééducation du
second groupe :

Exercices de vocalisation.

—   d'articulation.

—   de syllabation.

—   de prononciation de mots, de formules dictées.

—   de conversation.

—   de lecture à haute voix.

—   de récitation et de diction.

Exercices soumis plus que jamais à l'influence, non plus seulement du simple geste, mais du rythme proprement dit.

Le rythme, en plus de la mesure et de la cadence, indiquera le temps, l'intonation, l'accentuation dans la succession des syllabes et des mots, donnera les proportions dans les mouvements d'ensemble, rétablira l'intimité entre l'acte physiologique et le travail psychique.

### Exercices de vocalisation.

Les exercices de vocalisation ont pour objet de régénérer la voix et de restaurer les voyelles défectueuses.

A la faveur des exercices de rééducation du premier groupe :

Gymnastique respiratoire,

—   bucco-musculaire,

—   de coordination,

le son vocal étant obtenu avec toutes ses qualités de *timbre*, de *hauteur, d'intensité*, pour l'affermir et le fixer, on fera :

1° Attaquer nettement avec ampleur, après une inspiration profonde, suivie d'une courte pause.

2° Tenir sur un ton uniforme, avec intensité égale : la voyelle *a*.

3° Répéter successivement, et en mesure, en l'attaquant comme il est dit plus haut.

*a, a, a, a, a, a...,*

4° Répéter suivant un rythme plus modulé *a* long, et deux fois *a* bref.

5° Puis sur un mode musical encore plus précis, mais conventionnel et qu'on variera à loisir.

6° Ensuite monter et descendre la gamme.

7° Enfin adapter la répétition successive du son vocal à des airs familiers, en tenant compte de toutes les nuances musicales que comportent ces airs.

Au cours de ces exercices de vocalisation comme pour ceux qui vont suivre, l'éducateur doit s'assurer que l'oreille est attentive et qu'elle enregistre toutes les impressions. Au besoin, adopter un moyen qui attire et retienne l'attention auditive, tenir par exemple la main en forme de cornet derrière l'oreille.

On s'inspirera des mêmes pratiques de rééducation, quelles que soient les variations vocales à restaurer et à fixer. Le mécanisme mis au point, l'émission normale de la voyelle à corriger obtenue, on procédera aux mêmes exercices de répétition et d'entraînement vocal.

On s'occupera ensuite des rapprochements de voyelles, pour arriver enfin à l'unité vocale.

C'est ainsi qu'on passera d'une voyelle initiale, ayant acquis toutes ses qualités de sonorité, de timbre, d'intensité, à une autre à laquelle il y a lieu de communiquer ces mêmes qualités.

Supposons que nous ayons à fixer le son *i*, on le soumettra d'abord aux exercices rythmiques d'entraînement indiqués plus haut pour le son vocal. Puis pour le mettre à l'unisson du son vocal, on le rapprochera de la voyelle *a* ou de toute autre voyelle susceptible de réaliser l'accord vocal. Cette succession de voyelles différentes sera également soumise à la répétition.

C'est à l'éducateur de juger par quelles séries de répétitions il convient de passer pour arriver aux résultats recherchés.

Suivant la voyelle à rectifier, on partira d'une des voyelles initiales *a*, *o*, *è*, etc.

Ainsi pour la correction de *i*, on rapprochera les voyelles comme suit :

è, é, i

è, é, i, i, i, i, i.....

puis dans l'ordre inverse :

i, é, è

i, i, i, i..... é, è

Les exercices de vocalisation portant sur une voyelle — la voyelle *i* par exemple — se poursuivront en des répétitions successives de voyelles, par séries, et suivant :

1° *L'ordre d'ouverture buccale* :

    *a, é, i*

    *a, eu, u, i*

    *a, o, ou, i*

2° *L'ordre inverse* :

    i, è, a

    i, u, eu, a

    i, ou, o, a

3° Le *rapprochement de voyelles correspondant à un même degré de fermeture* :

    ou, u, *i*

    o, eu, è, *i*

    a, o, eu, è, *i*

4° *L'ordre inverse* :

    i, u, ou

    i, è, eu, o

    i, è, eu, o, a

Toute voyelle qui doit être fixée après correction devrait être soumise à ce mode d'entraînement pour créer le réflexe. Les exercices de syllabation dont nous parlerons plus loin viendront après pour affirmer sa netteté et sa puissance sonore.

## Exercices d'articulation.

Les exercices d'articulation se proposent de redresser les parties faussées de l'appareil articulateur et de fixer la correction.

Ici encore, il faut se tenir en garde contre l'illusion d'une correction passagère, toujours facile à obtenir. Le résultat auquel doivent tendre tous nos efforts est la guérison complète et durable du trouble fonctionnel. Or ce résultat est subordonné à l'application rigoureuse de toute une série de procédés méthodiques combinés, gradués et basés sur les données de la phonétique.

Prenons comme exemple le *zézaiement*. Ce défaut, qui réside dans une prononciation défectueuse des sifflantes *s, z, ch, j,* ou dans leur substitution, a pour cause des erreurs de position de la langue. Assouplir et discipliner cet organe, rétablir ses fonctions régulières par la gymnastique particulière que nous avons indiquée, tel sera le premier soin du professeur.

L'anomalie rectifiée, l'action normale de la langue obtenue, pour la rendre en quelque sorte réflexe, voici comment nous procédons : S'agit-il de la consonne *s* qui appartient au groupe des *sifflantes fortes, f, s, ch,* on choisira entre le *f* et le *ch* l'élément que le sujet articule le mieux, on fera produire avec le maximum d'intensité le sifflement caractéristique de ce groupe, de façon à impressionner l'oreille du sujet et à créer un point d'appui.

Si l'élément choisi est $f$, on fera :

1°) tenir $f$,

en accentuant le bruit particulier.

2° Répéter successivement en mesure

$f, f, f, f$......,

3° Faire suivre de $s$,

fs, fs, fs ; fssss.

3° Tenir et répéter s, comme il a été fait pour f :

s...

s, s, s, s, s....

jusqu'à production parfaite et assurée.

5° Enfin pour arriver à la spontanéité, on aura recours à la gymnastique rythmique, telle qu'elle a été décrite à propos des exercices de vocalisation.

On répétera sur des tons variés et en mesure dans l'ordre suivant :

$f, s, ch$...

$f, ch, s$...

$s, f, ch$...

$s, ch. f$...

$ch, f, s$...

$ch, s, f$...

A cette gymnastique musculaire viendront s'ajouter les exercices de syllabation qui en compléteront les résultats.

Le redressement du $z$ et du $j$ procède des mêmes

moyens, mais en prenant la consonne $v$ — groupe des sifflantes douces — comme point de départ.

On attirera l'attention áuditive du sujet sur le bruit vocal qui accompagne cet élément et on le lui fera tenir, puis répéter, comme il a été recommandé pour $f$.

    1° $v$...

    2° $v$, $v$, $v$, $v$, $v$...

On associera ensuite, suivant le cas, l'élément $z$ ou $j$, de manière à lui transmettre la résonance vocale qui caractérise le groupe.

    3° $v$, $z$, $v$, $z$, $v$, $z$, $z$, $z$, $z$...

    4° $z$...

    5° $z$, $z$, $z$, $z$, $z$....

Pour assurer l'émission, on fera appel aux mêmes exercices rythmés que précédemment.

    $v$, $z$, $j$

    $v$, $j$, $z$

    $z$, $v$, $j$

    $z$, $j$, $v$

    $j$, $v$, $z$

    $j$, $z$, $v$

6° Enfin on fera sentir la différence qu'il y a entre $j$, $z$ et leurs congénères $ch$ et $s$ en les rapprochant.

    $s$, $z$, $s$, $z$, $s$, $z$, $s$, $z$

    $ch$, $j$, $ch$, $j$, $ch$, $j$

    $ch$, $s$, $z$

    $ch$, $z$, $s$

*s, z, ch*

*s, ch, z*

*z, s, ch*

*z, ch, s*

*s, ch, j*

*s, j, ch*

*ch, s, j*

*ch, j, s*

*j, ch, s*

*j, s, ch*

Ces exercices peuvent être multipliés à l'infini en associant en des combinaisons variées les deux groupes de sifflantes *f, s, ch* et *v, z, j*.

Le but pratique de ces exercices démontré, nous n'insisterons pas sur le développement qu'il convient de leur donner pour aboutir au réflexe musculaire, l'éducateur étant seul à même de juger dans quelle mesure il doit les restreindre ou les étendre, ou encore les compléter par des *exercices de syllabation*.

### De la syllabation.

Les syllabes sont formées ou d'une voyelle seule, ou d'une voyelle jointe à une autre lettre — voyelle ou consonne — se prononçant d'une seule émission de voix. Elles sont pour ainsi dire à la parole ce que les notes sont à la muse sique, unorte de mesure, dont chacune d'elles est un temps.

Mais c'est surtout au point de vue des modifications qu'elle apporte dans l'articulation des éléments associés que nous avons à envisager la syllabation et que nous devons nous préoccuper de son rôle. Nous avons vu que chaque élément phonétique correspond à des positions ou à des mouvements particuliers. Ces dispositions buccales respectives n'ont rien d'absolu, chacune d'elles subissant (à cause de la liaison des éléments entre eux) des déformations qui en modifient profondément le caractère primitif et particulier. Ces variations se font tantôt aux dépens de la voyelle, tantôt et surtout aux dépens de la consonne. Il serait trop long, et hors du cadre que nous nous sommes tracé, de signaler ici toutes les modifications auxquelles donne lieu le contact soit des voyelles entre elles, soit des voyelles et des consonnes. Nous dirons seulement pour résumer les lois qui régissent les associations d'éléments dans la syllabation, qu'en général « la consonne subit l'influence de la voyelle et qu'elle se prononce avec la position qui appartient à la voyelle associée ». On comprendra donc que nous n'insistions pas sur les cas particuliers de ces déformations, résultant de la soudure des éléments syllabiques.

Il serait d'ailleurs difficile d'appliquer à la rééducation telle ou telle règle régissant la liaison des éléments syllabiques, où tantôt l'émission de la voyelle agit sur celle de la consonne, et tantôt celle de la consonne sur celle de la voyelle.

Nous ne devons compter que sur la pratique pour établir les rapprochements et les adaptations physiologiques normales, réaliser la synthèse syllabique et par la suite celle du mot.

Toutes ces considérations suffisent à montrer l'importance des exercices de syllabation destinés à rompre le mécanisme vocal à toutes ces variations et à créer le réflexe, et l'on comprendra que nous appelions l'attention sur ces exercices.

Il y a différentes sortes de syllabes :

La *syllabe simple et directe*, quand la voyelle suit la consonne : *pa, tou, si, ri*.

La *syllabe inverse*, lorsque la voyelle précède la consonne : *ot, il, uch, euf*.

La *syllabe close ou fermée*, où la voyelle est entre deux consonnes : *tic, sel, col, chef*.

La *syllabe composée*, comme : *pia, tui, plé, fra*.

A ces différents genres de syllabes, il convient d'ajouter la *syllabe redoublée*, composée de deux *syllabes* simples et directes : comme *papa, solo, café, table*.

Et celles formées d'une consonne placée entre deux voyelles : *été, alo, aussi, écrou*.

Les exercices de syllabation, venant après les exercices de vocalisation et d'articulation, ménagent les transitions dans la liaison des éléments formant les syllabes et des syllabes constituant les mots. Nous ne pouvons envisager la syllabation qu'à un point de vue général, chaque cas particulier exigeant des tableaux spéciaux d'exercices qu'il appartient à l'éducateur d'établir d'après un système méthodique basé sur la solidarité et la concordance des dispositions et des mouvements physiologiques de la phonation, et variant avec la nature du défaut à redresser :

*Adaptations propres à favoriser l'éclosion des éléments syllabiques.*

*Associations d'éléments se prêtant un mutuel appui dans leur mode de formation et d'émission.*

*Groupements d'après certaines consonances, similitude de production, affinités physiologiques, etc.*

*Rapprochement de congénères, formant des périodes d'articulation mesurées et rythmées, dont la répétition stimule la mémoire motrice.*

Toutes combinaisons en un mot capables d'affirmer l'automatisme musculaire.

Supposons que les exercices de syllabation se proposent de poursuivre la restauration du son *i*, que nous avons déjà pris pour exemple à propos des exercices de vocalisation. Nous l'associerons pour commencer aux éléments consonnes, auxquels il s'adapte le mieux, aux sifflantes ordinairement.

Dans ce cas, le sujet aura à s'exercer sur les tableaux qui vont suivre, répétant successivement chaque syllabe un certain nombre de fois, jusqu'à liaison et émission parfaites.

Cette émission sera lente ou rapide, le son tenu ou bref.

**Syllabation simple.** — 1º *Syllabes simples et directes* :

$$\left. \begin{array}{l} f \\ s \\ ch \end{array} \right\} \ i$$

Exemple : fi, fi, fi...

si, si, si...

chi, chi, chi...

$$\left. \begin{array}{l} v \\ z \\ j \end{array} \right\} \ i$$

2º *Syllabes simples et inverses* :

$$i \ \left\{ \begin{array}{l} f \\ s \\ ch \end{array} \right.$$

$$i \ \left\{ \begin{array}{l} v \\ z \\ j \end{array} \right.$$

Exemple : if, if, if...

is, is

etc...

3º *Syllabation close* :

$$\left. \begin{array}{l} v \\ z \\ j \end{array} \right\} \ i \ \left\{ \begin{array}{l} v \\ z \\ j \end{array} \right.$$

dans laquelle la voyelle *i* sera prononcée successivement entre chacune des consonnes de gauche et chacune de celles de droite.

> *fif, fif*
> *fis, fis*
> *fich, fich*
> *viv, viv*
> *viz,*
> *vij*
> *ziv, ziv*
> *ziz, ziz*

**Syllabation répétée.** — *fi..., si..., chi... fi, si..., chi.*
*vi..., zi..., ji... vi, zi, ji,*

1° dans laquelle chaque syllabe de gauche sera associée à chaque syllabe de droite.

Exemple : *fifi...*
> *fissi...*
> . . . . .
> *sifi*
> *sissi...*

2° Syllabe formée de la voyelle placée entre deux consonnes :

$$
\begin{array}{ccc}
f & & f \\
s & & s \\
ch & - i - & ch \\
v & & v \\
z & & z \\
j & & j \\
\end{array}
$$

3⁰ Répétée en des périodes rythmiques variant d'intonation et de mesure.

*fissichi*...... *viziji*.....
*fichissi*..... *vijizi*.....
*sifichi*...... *ziviji*.....
etc . . . . . . . . . .

. . . . . . . . . . .

. . . . . . . . . . .

Les périodes d'articulation peuvent être basées alternativement sur le mode de formation, le mode d'émission des consonnes.

Exemple : *pi, bi, mi...*

*pi, mi, bi...*
*bi, pi, mi...*
*bi, mi, pi...*
*mi, pi, bi..*
*mi, bi, pi...*

*pi, ti, ki...*
*pi, ki, ti...*
*ki, ti, pi...*
*ki, pi, ti...*
*ti, pi, ki...*
*ti, ki, pi...*

Nous venons d'envisager la syllabation au point de vue des modifications qu'elle apporte dans l'articulation des éléments associés. Envisagée au point de vue de la correction d'*éléments consonnes*, la composition des tableaux de syllabation procède de la même conception.

Pour imprimer aux muscles leur action normale, les éléments syllabiques seront associés d'abord en des syllabes isolées, simples, directes, inverses, closes, redoublées, elles seront ensuite répétées par groupes de 2, 3 ou 4, en tenant compte de la similitude des éléments, et enfin par périodes alternant tantôt dans un ordre, tantôt dans un autre. La composition de ces modèles de tableaux synoptiques montre qu'ils peuvent être multipliés et variés à loisir, en combinant consonnes et voyelles, tout en s'en tenant à des principes méthodiques.

Il n'y a pas lieu d'épuiser toutes les combinaisons syllabiques réalisables, la syllabation n'étant qu'une étape dans la voie que nous suivons.

## Des mots.

Suivant que le défaut est plus ou moins enraciné, que les muscles sont plus ou moins réfractaires à l'action physiologique normale, on insistera plus ou moins sur la *syllabation*, mais dès qu'on sera parvenu à fixer suffisamment le son ou l'articulation, on passera à l'émission des mots.

Ceux-ci, comme les syllabes, sont classés méthodiquement en des séries basées tour à tour sur l'analogie dans l'attaque, dans la terminaison, dans la prononciation, dans la consonance, ils doivent, par leur groupement, exercer une influence suggestive sur la fonction motrice.

En ce qui concerne les voyelles, et en prenant comme prototype de restauration vocale le son *i*, voici des modèles d'exercices de mots comme il convient d'en établir :

1° *If, île, Yves, hisse, ici, ibis, iris, irrité, imiter, illicite, imitation, imaginer, imagination, hippique, hypocrite, hypocrisie, idiopatie*, etc...

2° *Scie, assis, aussi, messi, souci, récit*, etc...
*Paris, Marie, otarie.*

3° *Fils, vis, six, dix, miss, lys, calice, police, coulisse, Maurice, Alice*, etc...

*Pipe, type, Philippe, tulipe, participe, polype, principe*, etc.

4° *Typique, politique, pacifique, rachitique, magnifique*, etc.

5° *Initial, initié, initiateur, initiatrice, initiation, initiative.*

6° *Amabilité, comptabilité, susceptibilité, immobilité, inamovibilité, inadmissibilité.*

7° *Rapidité, virilité, humidité, solidité, cupidité, solidarité, malignité, égalité, prodigalité, cordialité*, etc.

Nous nous bornons à ces quelques exemples, les jugeant suffisants pour montrer à quel développement progressif et rationnel se prête ce genre d'exercices.

Ces mots répétés d'abord un à un, en martelant chaque syllabe et en accentuant la voyelle *i*, qui est ici l'élément sur lequel doit porter l'effort, le sont ensuite deux à deux, puis trois à trois, en cadence rythmée. Lorsque les mots renferment différentes voyelles, on fait précéder la prononciation de ces mots d'un exercice de vocalisation portant sur ces voyelles.

Soit par exemple les mots : *égalité* et *solidarité*. Le sujet sera préalablement soumis à une gymnastique vocale portant sur la prononciation successive des voyelles

*é, a, i, é.*

*o, i, a, i, é.*

Cette pratique a pour avantage de fortifier les qualités du son *i*, de le mettre au diapason des autres voyelles, de soumettre à l'oreille la vocalise du mot.

Le choix des mots, comme exercices d'application pour les consonnes à corriger, relève des mêmes principes et des mêmes observations que pour les voyelles. Si nous retenons la lettre *s* comme exemple, nous établirons des listes de mots comme suit :

1° As, passe, casse, tasse, face, chasse, lasse, basse, race, masse, nasse,.. échasse, ramasse, efface, efficace, repasse, délasse, rapace, carapace, débarrasse.

2° Fils, six, dix, bisse, vice, miss, épice, ratisse,

agisse, calice, malice, cassis, Alice, Maurice, écrevisse, saucisse, milice... etc.

3° Scie, site, cime, cil, sic, cire, signe, cilice, civil, civilité, simili, similitude, sicile, etc.

4° Sort, sourd, serre, cire, sœur, sur, soir, serrer, cirer, soirée, asseoir, bonsoir, surseoir, servitude, sursis, cerise, sursaut... etc.

5° Aussi, assis, souci, récit, aussitôt, récitation, salsifis, assister, consister, surexciter, susciter, taximètre, maxime, etc.

6° Sens, sensible, sensibilité, sensation, sensationnel, sensiblement, sensitive, sensoriel, sensitif, sensualité.

7° Ascension, possession, procession, succession, concession, obsession, conception, réception, inscription, description, etc.

8° Successif, successivement, excessif, excessivement, accessit, accessibilité, accessible, possession, agressif. agressivité, etc.

Articuler lentement en accentuant chaque syllabe et en marquant le sifflement caractéristique de s.

## De la phrase.

La phrase qui s'impose après le mot comme exercice pratique d'entraînement procède du même système de rééducation. Son application en rééducation comporte un développement gradué, allant de la formule la plus simple à l'expression la plus complexe.

A la phrase, sous ses différentes formes, directe, interrogative, impérative, viennent s'ajouter de petites expressions familières, des formules courantes, de courtes conjugaisons, destinées à affermir, à assurer l'intégralité verbale.

La phrase doit être débitée lentement avec les pauses et chaque mot bien détaché. La voix doit particulièrement porter sur l'élément à corriger ou à rectifier.

L'exercice de vocalisation qui consiste à faire précéder l'articulation d'un mot de la prononciation des voyelles seules de ce mot, et dont nous avons signalé l'efficacité, est à recommander pour les mêmes avantages qu'il procure.

Nous ne saurions donner ici des modèles d'exercices de phrases et nous devons nous borner à indiquer comment il convient d'établir, de sérier, de développer ces exercices. C'est à l'éducateur qu'il appartient de les adapter à la nature du trouble vocal, à l'âge du sujet, aux dispositions particulières de celui-ci, aux besoins et aux difficultés du traitement.

Les phrases sont dictées par l'éducateur, mais si l'âge et le discernement du sujet le permettent, il aura grand profit à en formuler de lui-même.

## De la lecture à haute voix.

La lecture à haute voix pratiquée avec quelque éclat dans la vocalisation et quelque exagération dans l'articulation des consonnes constitue un des exercices d'application les plus importants.

Quiconque a observé des personnes atteintes de vices de prononciation a pu constater combien ceux-ci se défient de leur diction. La crainte de ne pouvoir s'exprimer correctement, de ne pouvoir se faire nettement comprendre, de provoquer le rire et la raillerie, annihile leurs facultés d'élocution. Le son de leur voix les trouble et leurs organes se prêtent mal à l'action. Elles perdent peu à peu confiance, n'osent plus parler, se renferment dans un demi-mutisme et n'en sortent que par nécessité absolue.

C'est cette confiance en leur faculté verbale qu'il est indispensable de rendre à ces invalides de la parole. Pour y parvenir il faut rompre leur antipathie auditive pour leur propre voix, les amener à s'écouter parler, faire disparaître la phobie qui les assaille.

La lecture à haute voix peut et doit contribuer pour une large part à ce résultat. Il est à peine besoin d'ajouter qu'une surveillance ferme et énergique s'impose pour donner au sujet la notion de l'effort et partant des effets à produire (attaques, pauses, coupures, reprises, intonations, etc.), pour prévenir et réprimer toute défaillance.

### De la conversation.

Comme sujets de conversation nous n'avons que l'embarras du choix ; les occupations du sujet, les choses qui lui sont familières, les faits divers et d'actualité, le compte rendu des lectures à haute voix, etc., nous en fournissent de nombreux et d'intéressants exemples.

Ce genre d'exercices est pour le sujet en traitement un des meilleurs moyens de mettre en pratique, dans leur généralité, et de sa propre initiative, tous les principes que nous avons énumérés et qui doivent servir de base à toute restauration vocale.

Faisons ici une remarque :

Pendant tout le cours du traitement, l'éducateur doit s'attacher à tirer avantage de l'influence qu'exerce en rééducation comme en toute chose la *contagion · de l'exemple* ; mais c'est surtout dans la conversation qu'il devra mettre à profit cette tendance à l'imitation.

Avec ceux qui « *bafouillent* », il exagérera la lenteur et la mesure de son débit ; avec ceux qui se laissent aller au moindre effort et balbutient, il affectera de parler sur un ton élevé et de détacher, avec énergie, les syllabes des mots, et les mots de la phrase. Avec les bègues, il coupera ses phrases par de nombreuses inspirations, insistera sur les pauses, attaquera avec vigueur les reprises, traînera sur les dernières syllabes sonores des mots, lorsqu'elles doivent faciliter les liaisons, etc.

Il accentuera, en passant, les éléments voyelles ou consonnes sur lesquels doivent porter l'effort et l'attention du sujet, etc.

Il adoptera, en un mot, un mode d'élocution susceptible de tenir en éveil et d'exciter l'activité et l'attention, d'impressionner l'ouïe par des sensations fortes et durables.

### De la récitation.

Nous n'avons rien à dire de la récitation par cœur, chacun connaît le but et les avantages de cet exercice. Relevant de l'art de bien dire plutôt que de la rééducation, il peut être considéré, au point de vue pratique, comme le plus haut degré de perfectionnement du langage.

Le sujet contrôlera utilement les exercices par la vue. Devant la glace, en même temps qu'il s'écoute parler, il suit des yeux le jeu de sa physionomie, son maintien, ses mouvements. Ceci n'est pas sans ajouter à la confiance en sa capacité verbale, confiance qu'il a déjà puisée au cours des exercices précédents.

Comme on a pu le constater, si nous restons éloignés de tout ce qui est démonstration théorique et scientifique, par contre nous nous attachons à l'exposé des procédés simples et pratiques. Nous nous appliquons à rechercher et à employer tous les moyens concrets, tous les artifices capables de mener sûrement et rapidement à l'acte réflexe.

La mise au point de la capacité verbale est, comme nous le voyons bien maintenant, le résultat d'une hygiène respiratoire et vocale, d'un dressage et d'un entraînement appropriés. C'est par étapes successives et graduées qu'on arrive à rendre à la parole toute sa puissance, toutes ses qualités de justesse, de netteté, d'harmonie.

En présence d'un tel *système de rééducation*, du fait de la variété et de la subtilité des moyens qu'il comporte, on comprendra que nous ne puissions entrer dans les détails d'application. Il ne nous est possible que de formuler des principes généraux, d'indiquer des types d'exercices laissant de côté nombre de particularités que l'habitude et le tour de main personnel de l'éducateur peuvent seuls approprier au cas qu'il se propose de traiter.

Nous allons néanmoins passer succinctement en revue les principaux troubles de la parole et nous efforcer de préciser, en les résumant, les lignes directrices du traitement de chacun d'eux.

# CHAPITRE IX

## Du traitement des principaux troubles de la parole.



**Le balbutiement.** — Ce défaut est à la fois un trouble fonctionnel et un trouble psychique. Il résulte d'une hésitation, d'une défaillance dans la mise en action de l'appareil vocal et d'une crainte dans la faculté de s'exprimer à haute voix.

La définition qui a été donnée et les causes du défaut impliquent, en elles-mêmes, le remède à y apporter. Renforcer la puissance pulmonaire par une gymnastique respiratoire appropriée, destinée à fournir au son vocal le souffle indispensable à une voix forte et bien timbrée. Assouplir et discipliner les muscles des organes buccaux : lèvres, langue, voile

**du** palais, retremper leur activité par une rééducation progressive.

A la faveur de cette pratique, développer la voix, intensifier la sonorité des voyelles par la *vocalisation*, fortifier l'action motrice par des exercices d'*articulation*.

Passer ensuite à la syllabation, et successivement à tous les genres d'exercices qui doivent triompher de l'incertitude des mouvements et de l'hésitation. On insistera surtout sur les exercices rythmés, prononcés lentement, à haute voix, en détachant nettement, et avec énergie, les syllabes et les mots. S'assurer de l'attention *auditive* du sujet (1).

Il est un principe qui doit dominer dans le traitement du *balbutiement* : c'est l'ardeur à apporter autant dans la direction que dans l'exécution des exercices. Elle doit chez l'éducateur se manifester par une grande fermeté, et chez le sujet par une vigueur et une netteté accentuée dans la prononciation.

**Le bredouillement.** — Dans ce vice de prononciation appelé aussi bafouillement, il y a, dit P. Bonnier, « absence de coordination musculaire et confusion des images verbales, parce que les muscles sont mal

_______________

(1) Nous insistons sur ce point, car c'est une grosse difficulté de fixer l'attention, souvent, surtout chez les enfants, la perception auditive fait défaut, et c'est cette faculté qu'il faut éveiller et tenir en activité constante.

commandés par les centres nerveux qui régissent les attitudes d'articulations ».

Certains symptômes nerveux du *bredouillement* le font parfois confondre avec le *bégaiement*. Il n'en est que le cousin-germain. Mais s'il n'en a ni la gravité ni la ténacité, il n'en est pas moins déplorable et mérite qu'on s'en préoccupe de bonne heure, si on ne veut pas voir s'aggraver l'état de nervosité qui le ferait dégénérer en bégaiement caractérisé.

Pourvu qu'on apporte dans le traitement du bredouillement un peu de volonté, d'énergie et de persévérance, on arrive à corriger rapidement et complètement ce défaut. Le bredouilleur escamote une grande partie des éléments. Il s'agit donc en l'espèce de lui restituer une diction plus nette, plus posée, plus régulière, en y introduisant la mesure. Pour obtenir ce résultat, on fera tout d'abord appel à la série des exercices préparatoires :

*Gymnastique respiratoire.*

*Initiation à une mesure lente et cadencée en comptant et en marquant les mouvements avec le pied ou la main.*

Adaptation à ces mouvements mesurés ou réguliers des exercices de *vocalisation*, de *coordination musculaire*, *d'articulation*, de *syllabation* destinés à réagir contre le trouble fonctionnel.

On donnera ainsi au sujet la notion de l'action lente et modérée dans les mouvements physiologiques, dans l'émission du son, dans le travail d'articulation.

Viendront ensuite les exercices de rééducation proprement dite :

Répétition de mots *isolés* puis *groupés* par analogie,

Répétition de *phrases dictées*,

Lecture à haute voix,

Conversation,

Récitation et diction.

A appliquer ces exercices suivant le mode d'attaque, de pause, de reprise, de tenue et d'accentuation que nous avons indiqué.

Pour être couronnée de succès, cette rééducation doit être soumise à la triple influence du *geste entraînant* dans les exercices préparatoires, du *rythme impulsif* dans les exercices de vocalisation, d'articulation, de syllabation, de la *stimulation suggessive* du maître dans la direction et l'application des exercices. Influence indispensable pour rétablir l'harmonie entre l'excitation sensorielle et l'activité motrice régulière qu'elle met en branle.

**La raucité vocale.** — La raucité vocale est le fait d'une voix trop grave, trop basse, souvent même sourde et comme enrouée. C'est, en somme, une voix qui s'arrête dans la gorge et dont la formation demeure incomplète.

Cette altération vocale peut être sous la dépendance de deux facteurs :

Ou bien elle est due : 1° *A un défaut de tension des cordes vocales*, et il en résulte une insuffisance vibratoire qui diminue la hauteur du son.

Ou 2° *A des résonances anormales dans les régions inférieures des cavités sus-laryngiennes*, qui empêchent l'éclosion parfaite de la voix et en altèrent le timbre. Pour remédier à ce défaut, on s'attachera, avec le concours du toucher, à faire disparaître les résonances anormales et à modifier le timbre.

Pour rectifier la hauteur du son, il faudra donner aux cordes vocales une tension suffisante. Par une gymnastique appropriée on obtiendra une contraction suffisante des muscles du larynx pour arriver ainsi à diminuer la fente glottique et à fixer le diapason normal de la voix.

Dans cette rééducation le toucher est un auxiliaire précieux, — il est appelé à nous fournir des indications précises sur les modifications physiologiques de l'appareil vocal. Son contrôle est indispensable. Les exercices ayant pour but de rééduquer les muscles du voile du palais s'imposent, et l'on tirera grand profit de l'exercice que nous avons défini sous le terme de « coup de glotte ». Ce dernier augmente la force du courant d'air expiré, il provoque une tension suffisante des cordes vocales, et par l'amplitude des vibrations thoraciques, donne à la voix l'intensité voulue et déterminée. Mais on se gardera bien de l'excès contraire, et l'on se souviendra que les cordes vocales peuvent se contracter parfois trop fortement sous l'influence de l'effort ; dans ce cas, on aura recours à la méthode inverse et aux heureux effets du balbutiement. S'en rapporter en un mot aux conseils pratiques préconisés dans la période préparatoire de rééducation vocale : gymnastique respiratoire bucco-nasale, ensuite exercices de vocalisation, d'articulation, etc.

Comme exercices d'application et d'entraînement, la syllabation s'impose naturellement, puis vient toute la gamme des moyens destinés à fixer la correction de la voix.

Parmi les procédés qui nous ont généralement réussi, nous insisterons sur celui qui consiste à développer et à faire tenir celle des voyelles que l'élève arrive à produire avec le plus de sonorité : *ou, i*, par exemple.

On la fait tenir (comme nous l'avons indiqué) et répéter suivant les tableaux de syllabation que nous avons établis.

Puis, lorsque la tonalité et la pureté des voyelles type paraissent suffisantes, on procède à leur rapprochement avec les autres sons, auxquels elles servent de points d'appui.

Ainsi rapprochées, dans des combinaisons multiples, les premières communiquent aux secondes les qualités normales du son, et l'on arrive ainsi à donner à chaque unité vocale le diapason voulu.

Ainsi, on pourra associer les voyelles :

   *ou, i, ou, i, i, i…*

   *i, ou, i, ou, ou, ou…*

   *ou, i, ou, i, o, i, o, o, o…*

   *o, ou, i, ou, o, ou, o, o, o…*

etc.

Procéder de même pour toute voyelle défectueuse et recourir à la *syllabation*.

On favorisera les mouvements vibratoires de la poitrine en frappant légèrement sur le thorax. Le sujet en traitement s'appliquera à percevoir et à comparer, par le toucher, les vibrations sonores, ressenties soit au niveau du larynx, soit au thorax, — vibrations produites par la répétition successive des voyelles, — il s'efforcera de communiquer à chacune des voyelles dérivées de l'*ou* et de l'*i* leurs qualités respectives de *timbre*, de *tonalité* et d'*intensité*.

On s'efforcera d'y parvenir, *sans effort*, par l'entraînement progressif, tout en faisant bien observer que les vibrations laryngiennes et thoraciques n'en sont que plus perceptibles, plus intenses, plus normales et par conséquent plus naturelles.

**La voix nasale.** — Ici, le souffle s'échappe en partie par le nez, à cause d'une anomalie dans l'action du voile du palais, anomalie consécutive soit à une malformation, soit à une mauvaise habitude contractée par imitation ou résultant d'une inspiration défectueuse. L'équilibre des résonances qui modifient et renforcent le son vocal se trouve rompu, d'un côté il y a insuffisance et de l'autre exagération de renforcement du son. La résonance nasale est exagérée, d'où ce timbre spécial qui crée la nasalité.

La correction de ce défaut, comme celle de la raucité, consiste à supprimer les résonances anormales et à développer les vibrations émanant d'autres sièges de renforcement du son. Ce résultat s'obtiendra en rétablissant les rapports rationnels et réguliers entre les fonctions respiratoires et vocales d'abord et en les harmonisant ensuite avec les mouvements vibratoires normaux, qui accompagnent l'émission verbale et qu'il appartient *au toucher* de percevoir, de contrôler et de différencier.

Nous avons, à différentes reprises, indiqué les moyens de rétablir cette harmonie. Nous allons succinctement les rappeler. Ce sont successivement :

*Les exercices de respiration*, destinés à régler les rapports entre les fonctions respiratoires et vocales (respiration buccale, nasale, bucco-nasale, naso-buccale) et à préparer le rythme phonétique.

La *vocalisation*, appelée à rétablir les relations normales et les liens de parenté entre les éléments phonétiques d'une part, à favoriser, à modifier, à intensifier les variations vocales d'autre part.

Cette vocalisation se pratiquera selon les principes que nous avons formulés à différentes reprises. Nous rappellerons à ce sujet qu'il arrive fréquemment que certains sons échappent au nasillement ou que, du moins, ils s'en trouvent peu affectés. Il convient de les noter, d'attirer sur eux l'attention du sujet et de fixer leur pureté d'émission. Le son *i*, par exemple, offre souvent cette heureuse particularité de se prêter avec une facilité relative au rétablissement des rapports normaux qui doivent exister entre la respiration et la phonation.

Le moyen de restaurer les éléments défectueux est alors tout indiqué : les rapprocher, comme il a été dit, de l'élément normal dont ils dérivent, s'il est possible, et multiplier les exercices de vocalisation.

Ajoutons qu'en dehors de ce moyen classique, on obtient parfois des résultats excellents de la répétition successive et rapide de la syllabe *pa*.

*papapapa...*

de laquelle on détache ensuite la voyelle *a...*

*papapapa, a, a, a, a...*

On tient d'abord : *a...*

Puis l'on répète : *a, a, a, a...*

Ou bien encore, on accumule et on retient quelques secondes le souffle dans la bouche, et on l'expulse brusquement.

Il nous est aussi arrivé de recourir avec succès aux vibrations labiales, puis au balbutiement vocal.

Enfin, il est un moyen presque infaillible, qui ne réussit pas toujours immédiatement, mais sur lequel nous recommandons d'insister en raison de son efficacité, c'est le coup de glotte dont nous avons parlé plus haut. Il est à peine besoin d'ajouter que la *syllabation* doit intervenir ensuite, de même que l'*articulation rythmée des mots et des phrases*, et enfin la *conversation*, la *lecture* et la *récitation*.

**Mue de la voix.** — *Voix de fausset, de tête, voix eunuchoïde, voix infantile.* — La mue de la voix, la voix de fausset, la voix de tête, la voix eunuchoïde, la voix infantile sont, à défaut d'un terme générique, les différents noms donnés à des affections vocales de parenté très étroite, par leurs causes, leur nature, leurs manifestations. A l'époque de la puberté, le son vocal subit des modifications très sensibles qu'on appelle : *la mue de la voix.*

C'est surtout chez les garçons entre l'âge de 14 et 18 ans que ces modifications dans la voix se produisent. La voix devient hésitante, flottante, rude, aigre, inégale, enrouée parfois, elle s'abaisse environ d'une octave, et d'aiguë elle devient graduellement plus grave, se rapprochant peu à peu de celle de l'homme fait. Cette transformation de la voix correspond à des modifications appréciables de l'instrument vocal. Pendant la période de la mue, la puissance pulmonaire s'accroît, les cordes vocales s'allongent, *l'archet vocal* est plus grand. De même que dans la raucité vocale et la voix nasale, les modes de renforcement du son se modifient. Les cavités sus-laryngiennes de renforcement du son voient leur rôle se modifier ;

cette modification agit sensiblement sur les qualités de la voix. Les résonances sous-laryngiennes s'accentuent et s'affirment.

Ce développement fonctionnel de l'appareil vocal se fait ordinairement de lui-même, insensiblement, et la mise au point se fait dans les conditions normales. Il arrive parfois, au contraire, que tous les phénomènes physiologiques n'arrivent pas à s'équilibrer. Les cordes vocales vibrent mal, parce que mal tendues, la résonance est insuffisante. Le renforcement du son vocal dans certains cas ne se fait que dans les régions supérieures, et insuffisamment au niveau des caisses de résonance inférieures. Le larynx reste trop haut. La voix produite dans ces conditions est affectée d'un timbre particulier tout à fait caractéristique qui l'a fait désigner sous le nom de *voix de tête, voix de fausset* ou *eunuchoïde* ou encore *voix infantile,* par opposition à la *voix de poitrine.* Les troubles vocaux consécutifs à cette évolution anormale de la voix, au moment de la puberté, n'opposent généralement pas de grandes difficultés à la correction et les considérations qui précèdent indiquent les moyens d'y procéder. On aura recours aux exercices de respiration, plusieurs fois définis déjà, puis à l'aide du toucher, on s'efforcera d'amener le sujet à percevoir les vibrations crâniennes *et à les opposer à celles-ci.*

On lui fera observer les mouvements d'abaissement ou d'élévation du larynx. Enfin, comme dans la correction de la voix gutturale ou nasale, on procédera *par rapprochements entre les éléments produits sur un diapason trop élevé.* On s'attachera à déplacer les sièges de renforcement de la voix et à rétablir l'équilibre d'action des diverses caisses de résonance. En résumé, voici comment il faut agir en ce qui concerne les troubles vocaux.

S'agit-il du balbutiement ? L'intensité du son étant subordonnée à la force du courant d'air qui vient frapper les cordes vocales et partant à l'élasticité des poumons et à l'ampleur de la cage thoracique, on devra, pour remédier à une voix faible, hésitante, sans tonalité, travailler au développement de la puissance pulmonaire, de façon à fournir au travail vocal le souffle alimentaire nécessaire à une parole forte et bien timbrée.

La voix est-elle trop grave ou trop aiguë ? Comme la sonorité du son dépend du degré de tension des cordes vocales, pour corriger la raucité vocale ou la voix infantile, il faut qu'une gymnastique vocale appropriée vienne assouplir, affirmer le jeu des muscles du larynx et de tous ceux qui, à un degré quelconque, entrent en action pour le travail vocal. Ainsi, la glotte ne laisse plus partir que des sons purs et dans le ton voulu.

La voix est-elle nasale, gutturale ou voilée ? Le timbre étant sous la dépendance des renforcements qu'acquiert le son initial laryngé dans les cavités accessoires, pour rétablir le timbre normal de la voix, on doit s'attacher, avec l'aide du toucher, à faire disparaître les résonances anormales.

Dans les cas de blésités, quelles que soient leurs causes et leur nature, on soumet les organes articulateurs à une gymnastique particulière, destinée à les assouplir et à les discipliner.

Dans cette pratique, c'est bien moins sur la manifestation vocale du son que sur le fonctionnement des organes articulateurs que doit être attirée l'attention du malade. On lui fait observer l'action musculaire des organes en cause, en suivre le jeu chez l'éducateur, le sujet les reproduit ensuite sous le contrôle de la glace et du toucher.

### Troubles d'articulation.

Mutacisme. — La nature même du trouble indique la médication à mettre en œuvre.

Le mutacisme est une articulation vicieuse de $p$, $b$, $m$, par relâchement des lèvres.

Par des exercices appropriés, on fortifiera l'action des muscles des lèvres, le sujet devra s'exercer à retenir le souffle sous pression dans la cavité buccale, puis à l'expulser brusquement ; on obtient ainsi l'explosion nécessaire à la parfaite émission des lettres précitées. Nous exposerons plus loin les moyens de corriger les troubles portant sur chacune de ces consonnes en particulier.

**Zézaiement.** — De même pour ce défaut qui consite à mal prononcer les consonnes : *s, z, ch, j.* Nous traiterons de chacune d'elles dans le chapitre des corrections portant sur les diverses consonnes. La correction obtenue, des exercices méthodiquement gradués d'articulation seront institués et suivis d'exercices de syllabation, de diction, conversation, destinés à fixer l'habitude, à créer le réflexe.

**Rothacisme.** — La direction du traitement est la même que pour le défaut précédent.

Rappelons seulement que l'on doit insister sur les exercices ayant pour but de discipliner et assouplir les mouvements de la langue.

**Lambdacisme et chuintement.** — Ne comportent pas de remarques spéciales.

Il ne suffit pas, comme pour les autres troubles, d'obtenir la correction, et la difficulté consiste à fixer la bonne émission.

**Chevrotement.** — L'analyse des causes qui ont présidé à l'éclosion de ce trouble nous indique la marche à suivre pour le traitement.

On insistera sur les exercices respiratoires, ayant pour but de développer l'élasticité de l'appareil broncho-pulmonaire et de coordonner l'action des muscles fixateurs de l'appareil laryngo-hyoïdien.

**Bec-de-lièvre.** — **Division du voile du palais et de la voûte palatine.** — Le sujet, dans ces cas de malformation, a la *voix nasonnée*, il émet difficilement la plupart des consonnes et principalement les *linguo-palatales* et les *explosives*.

De ce fait, deux points importants à noter dans le traitement :

1° Lui apprendre à diriger le souffle expiratoire (qu'il laisse échapper par le nez).

2° Lui apprendre à articuler les différentes consonnes qu'il ne sait pas émettre correctement. On commencera par soumettre le malade à des exercices de respiration, de direction du souffle, d'expulsion d'air par la bouche.

On lui apprendra à maintenir l'air sous pression dans la cavité buccale pour la production des explosives.

Le sujet devra s'exercer, pour fortifier l'action des muscles de la bouche, à éteindre des bougies, à souffler sur une bille pour la déplacer le long d'une rainure. Il essaiera, à travers un chalumeau de paille, de faire des bulles de savon.

Ce sont là des exercices simples, qui interviennent d'une manière bienfaisante dans la cure du trouble ; nous n'énumérerons d'ailleurs pas tous les moyens auxquels on a recours dans ces divers cas. C'est à l'éducateur à s'efforcer de les faire varier.

Le miroir de Glatzel est utile, il servira à contrôler la direction du souffle, à déceler les petites fuites d'air par la voie nasale.

Souvent une petite quantité d'air s'échappe par

cette première voie ; cela n'a pas grand inconvénient, et l'articulation demeure correcte.

La correction en ce qui concerne l'articulation se fera pour chaque lettre suivant la méthode que nous indiquerons plus loin.

Sachons seulement qu'il faut rechercher les lettres qui sont le plus correctement émises, ou les plus faciles à corriger, et l'on doit partir de celles-ci pour obtenir les autres.

Il n'y a pas, en somme, de règle fixe dans toutes ces rééducations.

Pour chacun des malades, la ligne de conduite varie, l'observation permet, dans chaque cas, de trouver un point fixe qui permet d'atteindre le but. Le chemin à parcourir est quelquefois assez ardu, mais avec de la pratique, de la persévérance, de l'attention et beaucoup de patience, on parvient toujours à obtenir une articulation claire où toutes les lettres sont bien prononcées.

**Bégaiement.** — Corriger le bégaiement, c'est établir entre l'influx de la pensée et le fonctionnement des organes phono-articulateurs la coordination nécessaire à une émission normale et régulière de la parole.

Il s'agit donc de discipliner l'excitation psycho-motrice, de la modérer, il faut établir, *le cas échéant*, entre la respiration et la phonation l'harmonie nécessaire indispensable pour une bonne élocution.

Deux points à considérer dans ce traitement :

1° L'élément psychique.

2° L'élément moteur.

1° *Élément psychique.* — Les bègues sont surtout des émotifs. Très impressionnables, leur défaut les rend timides, ils redoutent de parler en public, devant des personnes étrangères, ils craignent le ridicule. Il faudra lutter contre cette méfiance du bègue, et l'entourage du sujet sera l'auxiliaire le plus précieux de l'éducateur.

Il faut que le bègue ait confiance dans l'efficacité du traitement et chacun doit contribuer à affermir cette idée d'une guérison prochaine.

Ne jamais le rebuter, l'encourager, le rassurer, être toujours bienveillant à son égard.

2° *Élément moteur.* — Parallèlement à la cure psychique, l'éducateur se préoccupera de l'état de la soufflerie pulmonaire, il instituera, s'il y a lieu, des exercices de respiration.

Toute personne qui se propose de guérir le bégaiement aura à sa disposition un moyen concret pour bien fixer l'attention du sujet, surtout lorsqu'il s'agit des enfants, trop enclins à s'affranchir d'un effort de volonté prolongé.

L'éducateur doit s'*imposer à son élève* et *tenir son attention toujours en éveil* ; l'un des moyens les plus simples est la main du maître, qui indique l'attaque, le rythme à observer, le temps de la respiration, les pauses.

On peut aussi employer le *métronome*, mais cet instrument, utile pour le rythme, ne saurait indiquer les arrêts à observer, la tenue de certaines voyelles, comme le fait le geste du maître. Il demeure cependant un excellent instrument de mesure, de cadence, et rend de grands services, comme l'a montré notre confrère le D\u02b3 Robert Foy.

*Certains bègues respirent mal,* leur pensée dépasse le mouvement. Dans leur hâte à parler, ils oublient de respirer suffisamment, de faire une abondante provision d'air ; chez ces derniers le trouble est dû à la fois à un *élément psychique* et à un *élément respiratoire.*

Le début de la parole est alors rapide, nerveux, jusqu'au moment où le sujet manque d'air ; à bout d'haleine il s'arrête, et surviennent alors les contractures musculaires de la langue, des lèvres ou de la glotte qui caractérisent le défaut.

D'autres fois, la difficulté réside dans l'attaque ; ce premier obstacle franchi, la phrase se poursuit avec plus d'aisance, bien que hachée et comme précipitée.

C'est donc la respiration qui sera ici l'objet de la sollicitude de l'éducateur.

*Il faut apprendre à cette catégorie de bègues à bien respirer*, ce que l'on obtient facilement par des exercices respiratoires ayant pour but de discipliner et de fortifier les muscles qui contribuent à dilater la cage thoracique.

Redresser le trouble respiratoire chez les bègues qui respirent mal est un point essentiel du traitement.

Mais ce trouble respiratoire n'existe pas toujours chez les bègues, on a recours, en ce cas, à une autre série d'*exercices, communs d'ailleurs à tous les bégaiements,* et qui sont le complément de la rééducation respiratoire dans les cas précités.

On soumet les différents organes qui concourent à la phonation à des exercices ayant pour but de les assouplir, de les rendre maîtres de leurs mouvements, d'exécuter ceux-ci sans hésitation, de les empêcher de se contracter à contre-temps, de revenir au repos dès qu'il sera nécessaire.

Cette gymnastique doit tour à tour être à la fois *buccale, linguale, gutturale, laryngienne.*

Ainsi, chacun des organes exercé séparément travaillera sans effort et se contractera au lieu de se contracturer. Tous ensemble harmoniseront ensuite leurs mouvements. On s'aidera, dans le traitement, d'artifices qui permettent de produire correctement l'articulation des lettres les plus rebelles.

Si ce sont les *voyelles,* par exemple, qui sont en cause, on fera précéder l'émission d'un *E muet,*

*e A, e E, e T, e O, e U,* sur lesquels on passe légèrement et rapidement.

Puis on passe à des exercices d'articulation à haute

voix des syllabes : *Ba*, *Be*, *Bi*, *Bo*, *Bu*, et ainsi de suite avec les différentes consonnes.

D'autres exercices seront institués sur les *dentales*, *linguales*, *gutturales*, etc.

Ces exercices varieront suivant les cas, et l'on doit s'attacher surtout aux lettres ou aux syllabes les plus difficiles à émettre.

Progressivement, on obtient un débit régulier, mais la parole reste monotone, le sujet a souvent l'air de réciter une leçon convenablement apprise.

Il s'agit alors de fixer la correction car les rechutes sont fréquentes, et l'on doit faire appel à toute la bonne volonté, à la patience du sujet, pour obtenir un résultat définitif. On en vient alors aux exercices ayant pour but de faciliter la conversation et le langage courant.

Ce sont les exercices de récitation, la lecture, enfin la conversation avec des personnes familières.

Après un temps plus ou moins long, très variable d'ailleurs, on obtient enfin une parole agréable, une élocution régulière, bien timbrée, même harmonieuse,

C'est le résultat auquel doivent tendre tous les efforts combinés du sujet et de l'éducateur, mais il est utile d'insister sur ce fait que l'élève abandonné trop tôt risque de voir reparaître un trouble incomplètement guéri.

### **Troubles non catalogués portant sur les diverses consonnes.**

*P.* — Les défauts de prononciation portant sur cette lettre ne sont pas rares. Le plus fréquent est celui qui consiste à dire *b*, au lieu de *p*.

Faire remarquer au sujet qu'il produit un bruissement laryngien anormal, perceptible au toucher.

Ex. : le sujet dit : *bétit*, au lieu de *petit*.

Pour corriger le *p* prononcé *m*, s'attacher à bien faire relever le voile du palais ; insister sur ce fait que l'air ne doit pas s'échapper par le nez.

Ex. : le sujet dit *mama*, pour *papa*.

L'émission de *p* est parfois précédée d'une ébauche de *m*. C'est le fait d'une vibration du larynx et du passage d'une certaine quantité d'air par le nez, on voit quel est le traitement.

Quelquefois, en même temps que s'écartent les lèvres, la langue se déplace, et l'on entend : *pt*, *pr*, *ps*, c'est-à-dire *p* suivi d'un bruit anormal. Il s'agit d'habituer la langue à rester immobile sur le plancher buccal.

*B.* — Si l'on prononce *p* au lieu de *b*, le défaut vient du larynx qui ne vibre pas ; si cette remarque ne suffit pas à vaincre l'indolence du sujet, on aura recours à la prononciation de : *ou*.

On fait articuler d'abord :

*ou*, accompagné de *p*,

puis *ou* accompagné de *v*.

On passe ainsi facilement de *pou*, *vou* à *bou*.

Ex. : a*p*riter, pour a*b*riter.

Le *b* prononcé *m* est dû à ce que le voile du palais n'est pas relevé, et l'air, dans ce cas, fuit par le nez. Instituer des exercices ayant pour but de faciliter la contraction du voile.

Ex. : ro*m*inet, pour ro*b*inet.

*M.* — L'*m* est quelquefois prononcé comme *b* ou *n*.

Dans le premier cas, les lèvres sont trop pincées, et le voile du palais pas assez abaissé.

Dans le second cas, la langue est déplacée et reportée soit contre les dents supérieures, soit contre le voile du palais. Nous savons comment on peut remédier à ces défauts.

Ex. : *b*ouchoir, pour *m*ouchoir,

 *n*outon, pour *m*outon.

*F.* — Parfois l'*f* est prononcé *v* ; il suffit pour la correction de faire remarquer que le larynx ne vibre pas pour prononcer le *v*.

Si *f*, est prononcé *s*, c'est que la langue est trop en contact avec le palais et appuie contre les incisives.

Donc, pour obtenir *f*, abaisser et faire reculer la langue avec une spatule.

*V.* — On corrigera *z*, dit pour *v*, comme *s* dit pour *f*.

*S.* — Nous rappellerons seulement que le *s* prononcé *ch*, caractérisant le *chuintement*, est dû à ce que l'on avance trop les lèvres et pas assez la langue contre les incisives inférieures.

Le remède découle de ces considérations.

*S.* — Peut être mêlé de *l*, la langue touche alors inutilement aux incisives supérieures. Il faut l'abaisser avec une spatule.

Certaines personnes, dont la mâchoire est articulée de façon défectueuse, ne peuvent faire passer les dents inférieures derrière les supérieures, l'*s* est mal prononcé.

Pour vaincre ce défaut, on soumettra la mâchoire inférieure à des exercices de va-et-vient, de droite à gauche et de bas en haut.

*Z.* — Si le *z* est prononcé *j*, c'est que les lèvres sont trop avancées ou la langue trop en arrière ; on corrige ce chuintement en redressant ces deux positions.

*S* substitué à *z* ou inversement constitue le *zézaiement*, qu'il ne faut pas confondre avec le *blésement*, mauvaise habitude qui consiste à laisser la langue dépasser les dents quand on prononce *s* et *z*.

Blésement et zézaiement se font sentir également pour *ch* et *j*.

*Ch.* — On émet *j*, au lieu de *ch*, quand le larynx vibre ; il est facile d'y remédier. Si la langue est trop près des incisives et que le menton n'avance pas assez, le *ch* est entremêlé de *s*.

*Ch* peut encore être entremêlé de *f* si la lèvre supérieure n'est pas assez abaissée. Les enfants disent facilement *sat* pour *chat*, *sien* pour *chien*.

Cette substitution fréquente est due à la similitude qui existe dans le jeu des organes pour la production de deux éléments.

*J.* — Pour corriger *ch* (*j* prononcé *ch*) on fait remarquer que pour *j*, il y a un bruissement laryngien.

Pour obtenir *j*, alors qu'on prononce *z*, faire avancer les lèvres et le menton et repousser légèrement la langue.

Ex. : *z*eter, pour *j*eter.

A*ch*outer, pour a*j*outer.

*T.* — Il suffit, pour corriger le *t* prononcé *d*, de faire constater que le larynx, pour *t*, ne doit pas vibrer.

Quand le *t* se rapproche de *l*, pour l'éviter, empêcher les vibrations qui se produisent au niveau des joues, dues au passage de l'air sur les côtés de la bouche.

*D.* — Les défauts sont les mêmes que pour *t*, donc correction identique.

*N.* — On substitue le plus fréquemment *d* à *n*.

Ex. : *d*ourrice, pour *n*ourrice.

*d*oix, pour *n*oix.

Rechercher, pour la correction, à produire la résonance nasale.

*L.* — On rencontre l'émission de *d* pour *l*, parce

que les bords de la langue ne sont pas libres et touchent les dents.

Ou encore *n* pour *l*, parce que le voile du palais est abaissé.

*R.* — Certaines personnes disent mal, ou mieux escamotent cette lettre. Le cas est fréquent chez les sujets atteints de division de la voûte palatine ou de simple division du voile.

On a préconisé, pour enseigner l'*r* lingual, de très nombreux procédés.

Pour l'obtenir, on peut, se plaçant devant une glace, faire bien observer les mouvements de la langue et essayer de les faire reproduire exactement.

Il est utile, en même temps, de faire sentir les vibrations qui se transmettent au menton et aux dents.

Ex. : On tient entre les dents une règle, et l'autre extrémité de la règle est placée entre les dents de l'élève ; à ce moment on articule fortement l'*r* lingual. Les vibrations sont transmises d'une façon intense et perçues par le sujet en traitement.

D'autres fois, on obtient l'*r* en le faisant précéder de *b*, et l'on prononce *b rrr* ; on peut essayer aussi avec *p*, *p rrr, t rrr, f rrr.*

Le moyen préconisé au Conservatoire de Paris pour enseigner l'*r* lingual aux artistes qui ne le possèdent pas consiste à prononcer un très grand nombre de fois, et de plus en plus vite, les consonnes *td, td, td,* auxquelles on ajoute un *r guttural* ; ensuite, on abandonne une des deux consonnes et, plus tard, la seconde. On obtient encore de bons résultats en déterminant d'abord une vibration rapide et sonore des lèvres, puis, en amenant graduellement la langue entre les lèvres, on l'associe à cette vibration.

Dès que le sujet se rend compte de l'effet produit, il retire progressivement la langue à l'intérieur de la bouche, tout en continuant le mouvement commencé.

La langue souvent, au début, cesse aussitôt de vibrer, mais généralement, après s'être exercé un certain nombre de fois, le résultat cherché est acquis.

Quand enfin on ne peut obtenir l'*r* lingual, on se contente de l'*r* guttural, plus facile à obtenir.

L'*r* guttural est produit par les vibrations de la luette. Ces vibrations transmettent un ébranlement à la gorge, ébranlement qu'il suffit le plus souvent de faire saisir pour qu'il soit reproduit.

Dans les cas difficiles, recourir au gargarisme ; dans cet exercice, la luette vibre.

Recommencer ensuite à vide, et l'*r* guttural est alors acquis.

*K.* — Expliquer le mouvement de retrait de la langue, la sensation d'expulsion du souffle sur la main ; ceci suffit parfois, après une gymnastique linguale appropriée, à faire donner correctement le K.

Si le résultat n'est pas obtenu par ce procédé, on fait prononcer *t*, et avec une spatule, on repousse la langue vers l'arrière-bouche. Petit à petit, la langue

arrivera à exécuter le mouvement voulu sans le secours de la spatule.

Quelquefois *gu* est donné pour *k* ; faire remarquer
que le larynx ne doit pas vibrer.

Certains sujets disent *cn*, *gn*, c'est que l'air s'échappe
par le nez, le voile s'abaissant en même temps que la
langue.

*Gu*. — Comme on s'est servi de *t* pour *k*, on em-
ploiera *d* pour obtenir *gu*. Les défauts sont les mêmes
que pour *K*, on les corrigera par les mêmes procédés.


Comme nous l'avons vu dans cet exposé des différentes anomalies de la parole, la cure de ces troubles
est parfois assez complexe, mais elle est toujours
efficace parce qu'elle est basée sur la physiologie de
la voix et de la parole.

# BIBLIOGRAPHIE

**Becquerel.** — *Traité du bégaiement.* Paris, 1847.

**Bonnièr.** — *La voix. Sa culture physiologique.* Paris, 1907.

**Bosviel.** — Bégaiement guéri opératoirement. *Société parisienne de laryngologie,* 1907.

**Boudin.** — *Les troubles de la parole. Causes et remèdes.* Paris, 1906.

**Brabant.** — Les troubles de la parole. *Le Scalpel.* Liège, 1907-1908.

**Braid.** — Bégaiement guéri par ablation de la luette. *Lancet,* 1840.

**Bellier (A.).** — *Contribution à l'étude de l'uranostaphylorraphie* (Thèse inaugurale).

**Chabert et Labernadie.** — Orthophonie et rééducation respiratoire. *Bulletin d'oto-rhino-laryngologie,* 1912.

**Chervin aîné.** — Du bégaiement (1867). Article « Bégaiement » de la *Grande Encyclopédie Larousse.*

**Chervin jeune.** — *Bégaiement et autres maladies fonctionnelles de la parole.* Paris, 1901.

**Coen (René).** — Les troubles de la parole. Vienne, 1875.

— Le bégaiement. *Revue internationale de laryngologie.* Paris, 1897.

— Traitement du bégaiement. *La Parole,* 1900, p. 381.

**Coissard.** — *Les troubles de la parole chez les enfants atteints de malformations.* Nantes, 1909.

**Colombat.** — *Traité des vices de la parole,* 1829.

— *Traité du bégaiement,* 1834.

— *Traité d'orthophonie,* 1840.

**Colombat (Em.).** — *Traité d'orthophonie.* Paris, 1880.

**Derevoge (Thomas).** — *Le bégaiement et son traitement.* Thèse Bordeaux, 1898.

**Drouot.** — Les troubles de la parole chez l'enfant. *Archives internationales de laryngologie.* Paris, 1909-1910.

**Druène.** — *Le bégaiement hystérique.* Thèse Paris, 1894.

**Dupuis et Legrand.** — Le bégaiement. *Bulletin d'oto-rhino-laryngologie,* mai 1913.

**Du Soit.** — Le bégaiement. *Gazette médicale de Paris,* 1840.

**Fournié (Ed.).** — *Physiologie de la voix et de la parole.* Paris, 1866.

**Foy (Robert).** — *Le bégaiement. Nouveaux essais pathogéniques et thérapeutiques.* Paris, 1913.

**Gellé (G.).** — De la rapidité des mouvements d'articulation comme cause des déformations de la prononciation. *Société de biologie,* 1904.

**Gellé (E.).** — Les deux voies de la phonation et le jeu du voile du palais. *Archives internationales de laryngologie.* Paris, 1908, p. 502-512.

**Garnault.** — *Voix chantée et parlée.* Paris, 1896.

**Godard.** — *Du bégaiement et de son traitement physiologique.* Thèse Paris, 1877.

**Gosset.** — Le bégaiement. *Société de psychothérapie.* Décembre 1911.

**Gradenigo, Bioggi, Stefanini.** — Application de la phonétique expérimentale à la clinique. *Archives internationales de laryngologie,* 1913-1914.

**Grossard.** — Bégaiement et végétations adénoïdes. *Archives internationales de laryngologie* et *Bulletins et Mémoires de la Société française d'oto-rhino-laryngologie,* 1903, t. XXX, p. 320.

**Guillain.** — Le bégaiement hystérique. *Revue de médecine,* 1901, XXI, p. 897-908.

**Gutzmann.** — *Le bégaiement.* Francfort, 1898.

— L'aphonie et les troubles phonatoires spasmodiques. *Archives internationales de laryngologie,* 1905, n° 21.

**Guy de Chauliac.** — *Traité de la grande chirurgie.* Edition du D^r Nicaise, 1890.

**Grazzi** (de Florence). — Chevrotement de la voix. *3ᵉ Congrès international de laryngo-rhinologie.* Berlin, 1911.

**Herlin.** — *Eléments d'orthophonie.* Bruxelles, 1910.

**Itard.** — Le bégaiement. *Journal universel de médecine.* Paris, 1817.

**Jacques.** — Du rôle du larynx dans la parole et mécanisme rationnel de la respiration. *Archives internationales de laryngologie,* 1912.

**Jouet.** — Documents d'orthophonie. *Bulletin d'oto-rhino-laryngologie.* Paris, 1909, XII, p. 124-126.

**Klencke.** — *Les troubles de la parole et de la voix.* Cassel, 1844.

**Knopf.** — Asthme et bégaiement. *Münch. med. Wochensch.,* 1908.

**Kussmaul.** — *Les troubles de la parole,* 1844.

**Klauss (P.).** — Lois phonétiques pour les bègues. *Monatschrift für die gesammte Spracheilkunde.* Berlin, 1903, nᵒˢ 9-10.

**Longwell.** — Traitement du bégaiement. *British med. journ.,* 20 juillet 1901.

**Liebmann.** — *Les enfants bègues.* Berlin, 1903.

— *Leçons sur les troubles de la parole.* Berlin, 1898-1906.

**Makuen.** — Bégaiement et son traitement. *La Parole,* 1900, et *Revue internationale de laryngologie,* 1898.

**Malebouche.** — *Précis sur les causes du bégaiement et sur les moyens de le guérir,* 1841.

**Meige (Henry).** — Correction des troubles de la parole. *Congrès des aliénistes de France,* 1911-1912.

— Article « Bégaiement », in *Pratique médico-chirurgicale.*

**Melchissedec et Frossard.** — Sur le résonateur buccal. *Compte rendu de l'Académie des sciences.* Paris, 1911, p. 144-147.

**Meyer (de).** — *Les organes de la parole,* 1885.

**Moutard-Martin.** — Rapport à l'Académie de médecine sur la méthode Chervin, 1874.

**Netcacheff**. — *Le bégaiement*. Moscou, 1910.

**Natier**. — La gymnastique respiratoire. *Gazette des maladies infantiles*. Paris, 1909.

**Olivier (Paul)**.— Le bégaiement dans la littérature médicale. *La Parole*, 1899.

**Pons-Simons**. — *Le bégaiement*. Thèse Montpellier, 1884.

**Renon**. — Histoire d'une cure de bégaiement. *Journal des Praticiens*, 1909.

**Roberts**. — Le langage et ses troubles. *Saint-Louis med. Review*, 20 juillet 1911.

**Rosenthal (Georges)**. — Gymnastique et rééducation respiratoire. *Maladies de l'enfance*, t. V, 2ᵉ édition.

**Rondet**. — *De la dépense d'air dans la parole*, 1901.

**Rouma**. — *La parole et les troubles de la parole*. Paris, 1907.

— L'organisation du cours de traitement pour enfants troublés de la parole. *Intern. Arch. f. Schulhygien*. Leipsig, 1907, II, p. 116-170.

**Rousselot**. — *Phonétique expérimentale*, édit., 108.

**Savy**. — Le bégaiement hystérique. *Province médicale*, 1908, n° 45.

**Serre d'Alais**. — Mémoire sur le bégaiement. *Journal des difformités*, 1829, n° 2.

**Smyckers**. — *Le bégaiement et les autres défauts de la parole*. Liège, 1900.

**Tilloy**. — Les troubles du langage. *Journal de médecine de Paris*, 1908, 23, XX.

**Violette**. — *Etude sur la parole et ses défauts et en particulier du bégaiement*, 1862.

**Zund-Burguet**. — Etude physiologique et pratique sur les troubles externes et mécaniques de la parole. *Archives internationales de laryngologie*, 1904.

**Zwaardemaker**. — La phonétique expérimentale au point de vue médical. *Archives internationales de laryngologie*, 1909.

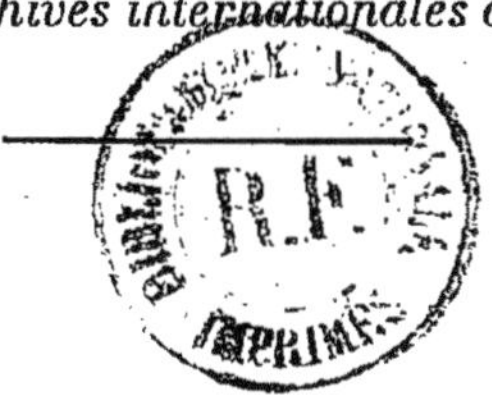

# TABLE DES MATIÈRES

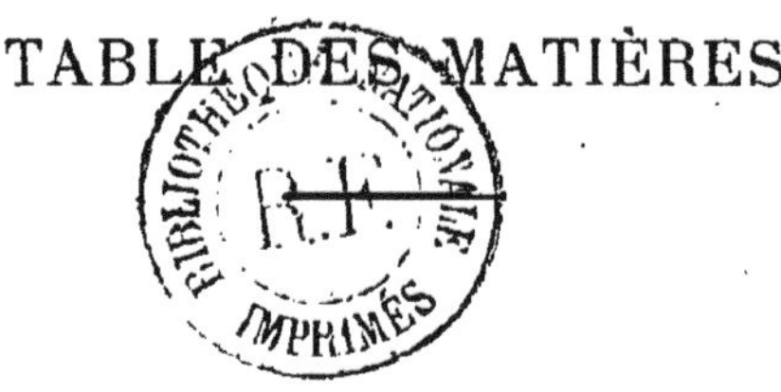



## PREMIÈRE PARTIE

**Les anomalies de la parole. — Formation des éléments phonétiques. — Les organes de la parole. — Causes et définitions des anomalies.**

## DEUXIÈME PARTIE

### Traitement des anomalies de la parole.



Imp. J. Thevenot, Saint-Dizier (Haute-Marne).

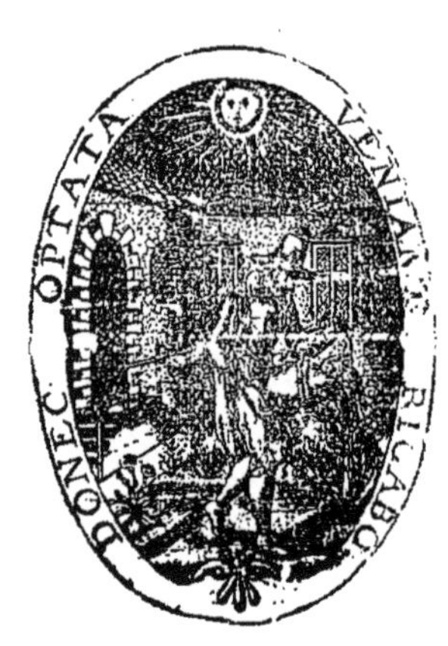

DONEC OPTATA VENIAT
RICABO